Mianbu Zhengxing Meixue Sheji　*Diaozhuo chengxin mianrong de yishu*

面部整形美学设计

雕琢称心面容的艺术

杜建龙 —— 主编

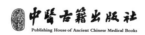

中医古籍出版社
Publishing House of Ancient Chinese Medical Books

图书在版编目（CIP）数据

面部整形美学设计/杜建龙主编 .-- 北京：中医古籍出版社，2020.12
ISBN 978-7-5152-2186-1

Ⅰ.①面… Ⅱ.①杜… Ⅲ.①美容－整形外科学 Ⅳ.① R622

中国版本图书馆 CIP 数据核字（2020）第 237412 号

面部整形美学设计
杜建龙　主编

策划编辑	姚　强　张　杰
责任编辑	李　炎
出版发行	中医古籍出版社
社　　址	北京东直门内南小街 16 号（100700）
经　　销	全国各地新华书店
印　　刷	三河市国新印装有限公司
开　　本	710mm×1000mm　1/16
印　　张	12.5
字　　数	180 千字
版　　次	2020 年 12 月第 1 版　2020 年 12 月第 1 次印刷
书　　号	ISBN 978-7-5152-2186-1
定　　价	68.00 元

编委会

主　编：杜建龙
副主编：郑永生　王旭明　董　帆　高　山
编　委：王海平　王　俭　卢　闯　刘海涛
　　　　陈克威　张　婷　王兴奎　杨晓培

前 言

人想要变得更美,在过去只能通过化妆的方式来实现。但是在今天,却可以通过整形的方式,一劳永逸地实现变身"白天鹅"的梦想。

无论是在技术上,还是在审美观念上,整形美容都有很大的提升空间。但与过去相比,今天的整形美容行业发展已经取得了长足的进步。因此,很多爱美人士为了让自己变得更美,纷纷走进整形医疗机构。尤其是在寒暑假期间,大学生们也纷纷走进整形医疗机构,对自己的面部进行微调。在这样的大环境下,整形美容得到了人们的充分认可。尤其是一个个精心打造的美女出现在荧幕面前,使更多的人对美有了全新的认知和理解。

面部美在人体美中占有举足轻重的地位。人体面部的美感可分为动态与静态两类。动态美指的是人的举止、言谈、风度、气质、肢体语言、化妆、着装等的美感。静态美则包括人的五官和面部轮廓的美感。实际上,动态美与静态美是可以相互转化的。有一些明星,并不具有令人羡慕的容貌,但却擅于运用动态表情,言谈举止也很有风度。这不仅容易给人留下美的印象,还容易使人忽略其静态美的不足。时间一久,这些明星相应的面部表情肌也变得发达,从而增强了面部静态美。有一种观点认为,人的静态美只占到一个人全部美感的百分之三十左右,面部整形正是解决人在静态美方面的不足。整形治疗的效果虽然是明显的,但也是有限的,这就对整形医生的综合素质和知识提出了更高的要求,能为求美者给出延伸的整形建议。

经过多年的发展,整形美容行业在全世界都有显著的增长。我在韩国时发现,有些地方一条街上的整形医疗机构就多达2000多家。每年都会有成千上万的人走进整形医疗机构。但由于不了解整形的相关知识，许多爱美者在整形的道路上一再跌倒，造成了众多纠纷和问题。

求美者整形的目的当然是希望变得更美，但求美不能盲目跟风，面部整形最重要的是和谐和符合自身面部的特点。有些求美者冲着明星的美颜而去整容，即使整出了高挺鼻梁、性感红唇、巴掌小脸，效果依然不好。这就对面部整形治疗前的美学设计提出了很高的要求，若没有进行专业的面部美学设计，很容易走进整形的误区。

整形不是变魔术，不能、也不应该把一个人完全变成明星脸。即使觉得某位明星的巴掌脸很美艳，或是某位明星的嘴唇很性感，但放到另一个人脸上，却不一定好看。整形需要根据每个人面部的整体结构，进行个性化的设计和调整，而不是完全推倒重来。高挺的鼻梁、欧式双眼皮等显著的白种人五官特征，现在正受到许多求美者的追捧。可是这样一些面部元素特点，放在白种人脸上好看，放在黄种人脸上却未必好看。面部整形是一个整体治疗的过程，不是说切个双眼皮、隆个高鼻梁就万事大吉了，而是需要保证面部整体的协调，否则，就会显得毫无美感、过于突兀。

这些年，社会上还掀起了一股锥子脸时尚潮。许多人不管自己原来的脸型如何，就想换成锥子脸，希望自己的脸能够小一点、更小一点。但这并不符合美学和整形医学的规律。小脸也不适合所有人，如五官比较大的人，片面追求小脸，通过磨骨、吸脂等方式将自己的脸改小，反而会显得很不协调。实际上，不同脸型有不同的美，不能只是片面地追求小脸。

还有，注射美容确实能在一定时间内保持面部年轻、皮肤紧实，但生物制剂一旦吸收完，效果就不再明显。为保证面部持续呈现年轻化的状态，需要在长时间内定期注射。但不是注射得越多，越有利于面部的紧实，持续时间并不是与注射次数成正比的。注射得过多，容易出现表情不自然、面部僵硬，反而违背初衷。

现在，微整形治疗的优势越来越明显，但这项治疗仍然是门复杂的技术活，绝不是盲目地垫高鼻子、放大眼睛就可以了。整形医生应该根据求美者的整体特征和五官特点，进行最细微的设计和调整。求美者是医生手底下的维纳斯，究竟怎么雕琢，要靠医生的手术水平、审美素质和治疗经验。

随着社会的发展，整形美容对于美丽的追求，从过去的偏重局部手术上升到另一个高度，即强调艺术和审美。整形美容治疗也转为采用调整式、渐进式、多元化、持续性、整体性等思路，将对美丽的认识上升为一种对高品质生活的追求。同时，术前的精确设计也成了治疗的重要步骤，体现出技术和艺术相结合的特点。

面部整形治疗效果不好的原因，往往在于面部设计做得粗糙或不正确，有时候甚至没有设计。曾经的"黑粗眉毛"就是缺少设计的体现。实际上，目前的整形美容行业仍处于一个设计不足或不专业的阶段。

面部整形设计涉及许多因素，如鼻部整形手术的设计，就不能单纯只改变鼻梁高度，还要根据面部类型、五官特点、自身气质、生活和职业习惯等，综合考虑额鼻角、鼻面角、鼻尖高度、鼻唇角等十几个参数，从鼻根到鼻尖设计出最符合个性化特征的鼻子。设计时还应结合亚洲人的审美观，追求鼻部形态的俏丽自然，考虑近期与中远期鼻整形效果，避免做出罗马鼻或通天鼻，亦或是鼻梁低平，或是鼻根过高。有时候，做过鼻部整形之后，单看鼻部很美观，却与整个面部形态不协调，就知道是出自整容行业流水线，缺乏艺术性和个性。

面部美学设计是以审美为基础的，虽然美是客观的，但也具有主观性。这就使整形美容设计要考虑多种因素，包括地域、人种、民族、社会阶层、时尚潮流、时代等。美学设计既要符合美的原则，又要在众多因素的综合考虑中达到一定的平衡。

美学原则讲求和谐、统一、对称、对比、均衡，这就是亚里士多德"整体大于各部分之和"的著名命题。因此，在整形美容手术中，一个部位的微小改变，常常需要别的部位做出相应的细节呼应，如仅仅将一个部位做大或做小，别的部位不做相应调整，最终结果就会使人感到很别扭，无法接受。在整体和谐的基础上，还要考虑局部的细节，如内外眼角形状、鼻长度、下巴长度、鼻基底高度、鼻根高度是否合适等，这些都是面部整形美学设计需要考虑的问题。

术前设计通常要根据求美者个人情况，选择好面部的测量和观察点作为审美基准。认定那些正常的、能确立和谐关系的、美的部位作为架构背景，对那些为数不多的、不和谐的实际面部因素，只需进行调整，如嘴唇、鼻尖、下巴三点之间有符合美学标准的高度和比例关系，按照标准数据进行改变即可。选择面部整形方法的时候，也要以本身比例协调的部位作为基点和参照物来改变需调整部位。这就是说，要尽量在一个比例关系里，根据精确测量的数据，对于导致面部关系不和谐的因素进行修补和完善。术前设计是对整个手术的规划，对整个手术的实施非常重要。不管是做植眉、修眉等治疗，还是做双眼皮、隆鼻，乃至吸脂、改脸型等大手术，都需要做术前设计。在术前设计中，不仅要确定手术方案，更要结合美学原则关注面部的众多细节，确保提高手术后的效果，保证手术的安全。

在面部整形设计中，美学设计发挥着关键的作用，但手术设计也是重要的，不应该被忽视，因为手术设计是构成面部整形设计的基础因素。手术设计要以自然、无创、安全作为方向，设计原则是宁简单勿复杂、宁小勿大。

整形美容的目的是让求美者更加美，这也是求美者的主要愿望。为了实现美的愿望，需要将面部整形治疗和艺术设计有效结合，我在本书中介绍与面部整形有关的美学和医学知识，侧重点是美学设计，包括面部整形前的设计和设计原则、整形设计的有关要素，美学原则和面部各个部位的美学标准、整形方式，让整形医生和爱美人士在整形前，对整形技术和艺术的结合方式，以及相关的知识有一个详细了解，为打造一个更美丽的面容做好准备。在当今的时代，人只要追求美，就可以美起来，但需要选择正确的整形方式，才能实现人体的和谐美。

目 录

上篇 美与审美

第一章 对面部美学的认知 / 3
美的定义、源头 / 4
面部审美的趣味和历史 / 7
数字和协调产生美 / 11
技术 + 审美 = 整形 / 14

第二章 审美的确定性和不确定性 / 17
审美观变化的体质因素 / 18
社会文化因素 / 22
地域因素 / 25
整形医生的审美高度 / 27

第三章 整形医生需提升美感 / 31
培养审美眼光 / 32
提高操作技能 / 36
积累相关知识 / 39

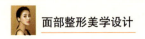

扩大人生视野 / 41

中篇　美学设计

第四章　头颅与面部整体美学设计 / 47
美学设计的重要性 / 48
头面部整体轮廓的测量 / 50
面部指数 / 61
面部形态分析 / 65
术前设计示范 / 71
案例分析 / 75

第五章　眼部美学设计 / 81
眼部美学设计的意义 / 82
眼部整体轮廓 / 83
内外眦和上下睑 / 86
调整上睑 / 90
眉毛、睫毛等影响美观的眼部因素 / 93
案例分析 / 97
眼部美学设计要点 / 99

第六章　鼻部美学设计 / 101
鼻部美学设计的重要性 / 102
鼻部整体轮廓 / 104

鼻头的形态和美学 / 113

鼻的质地和基底凹陷 / 121

鼻部美学设计总结 / 124

第七章　下颌美学设计 / 127

下颌部位的设计很重要 / 128

下颌整体轮廓 / 130

下颌重点部位 / 134

口裂 / 137

材质问题 / 139

下颌美学设计总结 / 140

下篇　美学漫步

第八章　凝视美的本质 / 143

美的本质 / 144

各不相同的美 / 147

整形美容是多种需要的集合 / 148

简单极致的审美追求 / 151

第九章　穿越岁月的审美 / 153

艺术作品和跨时代的审美 / 154

整形艺术突显的是个性 / 158

审美也意味着美的创新 / 160

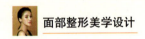

第十章　艺术与技术的联姻 / 163

  艺术与医疗技术是难分难舍的 / 164

  整形手术中什么最关键 / 166

  整形技术促进美的实现 / 169

  打造美丽的面容 / 173

附录

记蓝山医疗美容医院院长杜建龙——怀仁爱之心，行精湛之术 / 178

参考文献 / 182

后　记 / 185

上篇

美与审美

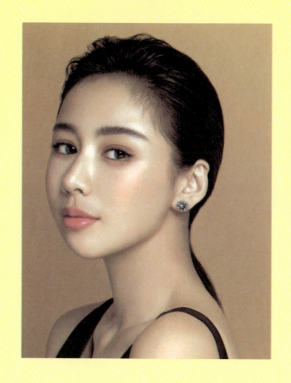

第一章
对面部美学的认知

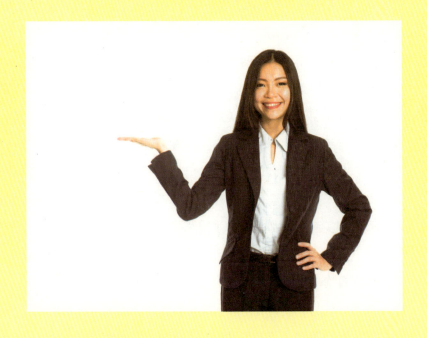

美的定义、源头

在我们开始谈面部美学设计之前，先应该弄清楚什么是美，为什么有些事物是美的，美又是怎么来的。不过，要弄清楚这些问题真是不容易，对于美的观点，可以说众说纷纭。奥古斯丁说"美是造物无尚的荣耀与光辉"，朱光潜说"美是心物婚媾后所生的婴儿"，黑格尔说"美是理念的感性体现"，康德说"美是道德的象征"。这些思想巨人对于美的说法，远远超越了面部美容的范畴，提供不了我们所需的答案。那么，我们只能回到整形美容的现实中，结合面部美学设计和面部审美来谈这些问题。

对于美，一般会作出如下的定义：美是指能引起人美感的客观事物的共同本质属性，美具有生活美和艺术美两个主要形态。其中，生活美指的是客观存在于社会生活中的美，生活美又可分为社会美和自然美；艺术美指艺术作品的美。那么，对于美的定义、本质、感觉和形态等问题的认知和判断，以及审美、应用的过程，都属于美学。美感是由客观或主观对象所引发，但美感本身却是一种主观感受。而在回答"究竟什么是美"这个问题时，答案却是千差万别。大地上的美可以来自芬芳的花朵，天空中的美可以来自绚丽的彩虹。

我个人认为，美具有主客观综合的特征，而面部美是对面部美感的共识。包括面部美在内的美是可以感受到的，并且能够被识别出来。按汉语美字的词源含义，羊大为美，这就揭示出美的日常含义，与"食色性也"中的"食"有关。如对口味上佳的酒品、食品称为"美酒""美食"，吃好喝足之后，人们往往会情不自禁地发出一声"美极了"的赞叹，表明人的生理需要得到满足。这种对客观需求对象的肯定性评价，具有"好"的意味。这就表明，美是一种主观感受，如美丽的面容总是会使人流连忘返（见图1-1）。

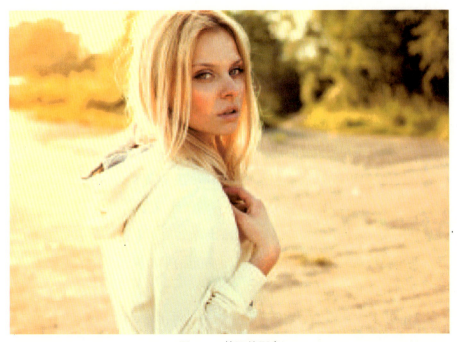

图1-1　美丽的面容

对于美的源头，同样是众说纷纭。除了超自然的主体创造美的理论之外，归纳起来还有主客观综合说、主观来源说、客观来源说、社会本质说等四种主要观点。我比较倾向于主客观综合说。现将这四种观点简述如下：

1. 主客观综合说。这一观点认为美的源头既不全是客观的，也不全是主观的，而是来自于二者的结合。持这一观点的人很多，有的更倾向于客观，有的更倾向于主观。

2. 主观来源说。这一观点认为，美是人的意识、情感活动的产物。主张这一观点的代表人物有柯罗齐、休谟、康德等。这一观点着重于主观方向的研究，如对审美心理、审美感情、审美意识等领域做了更为深入的探索。

3. 客观来源说。这一观点起初注重美的自然属性研究，发现了比例、和谐、多样统一、对称等美的外在形式法则。代表人物有狄德罗和车尔尼雪夫斯基等。后来，又转向对社会美的研究，在美与生活的关系方面有精辟的见解。

4. 社会本质说。这一观点认为，美的本质是自然的人化，是人本质的对象化。美具有自由的形式，表现出真与善的统一，以及符合规律性和目的性的统一。

回到具体的面部整形临床实践，我认为，对于整形美容的美学设计和治疗，有两点是相当重要的：

1. 美虽然具有主观性，但从面部整形的角度而言，主要还是客观的。正是因为审美的客观性，才使整形美容的设计成为可能。受不同的时代、地域、民族、人种、阶级阶层等因素的影响，对于审美有明显的差别，但是这些审美差别也会在不同层面上取得一定的平衡，具有同一性，要符合美的原则，遵循一定的规律。

2. 讲求美学原则的"均衡、和谐统一、对比、对称"。整形美容手术往往是牵一发而动全身，即使略微改变一个小的部位，通常也需其他部位各种细致的呼应。如改变其中某个部位，其他部位还保留原样，就会产生突兀、虚假、生硬的感觉。以对称原则为例，在容貌美中主要体现在五官上。但从上往下，面部的对称程度是渐渐下降的，越向下对称度会越低。从鼻子开始往下走，面部两侧会出现较大的差异。下颌担负着咀嚼作用，活动幅度较大，形成更大差异。面部整形手术就是将这种差距缩小，这涉及面部的多个部位。

面部审美的趣味和历史

说到美的观念和审美,有一个在历史中发展变化的过程,因此,就必须以历史的观点来予以审视。美学和审美都是如此,在不同的历史时期,表现出不同的审美趣味。

从西方审美趣味的发展历程,能看到这是一个不间断的发展过程。以美学学科的建立为例,就体现了这一发展的过程。早在公元前三四百年,希腊哲学家苏格拉底、亚里士多德、柏拉图等人就对美学和审美多有论述,这时被看作美学的发源期。但直到十八世纪后半叶,美学这门学科才产生。这要以1775年德国哲学家、心理学家鲍姆·加登的《美学》一书的发表为标志。鲍姆·加登的审美观点代表了一种科学主义的审美趣味,并不表明审美思想发展的终结,反而表明审美趣味的变化和发展是长久不断的。

我们再从历史的观点,重点看一看中国审美趣味从古到今的变化和发展,这与我们的面部审美或美学设计关系更大。在久远的古代,生产和生殖的标准就是美的标准,这使得结实粗壮的女人形象,在当时的审美观念中成为最美的标准。许多出土文物都反映出这一特点。

到了春秋战国时期,社会出现大的转折,以至于被称为"礼崩乐坏"的年代。相应的审美观念也出现了一个大转变,社会上推崇"柔顺美女",

士大夫间盛行精细化的审美趣味，细腻柔弱成为那时女性面部形象的审美标准。汉朝十分强调道德，以至于在某种程度上压抑了对女性美的欣赏，那时的女性面部审美观可用秀外慧中来形容。一直到后汉和三国时期，玄学之风兴起，审美观念上升到一种哲学高度，这尤其在曹植的《洛神赋》中反映出来。其实，汉代社会的生活，更多延续了战国和秦代的风气，当时女性的头饰较小，发型朴实自然，没有刻意追求装饰。从绘画上看，汉朝女性把脸搽成雪白，嘴唇画得很小、用的是红色颜料，表明"樱桃小口""面如凝脂"等古代女性美的基本格调在此时已经出现。

魏晋南北朝时期是中国历史上的民族大融合时期，这时的政治、经济相当混乱，但社会生活方面却颇具自由开放的精神，审美趣味也趋于热情、自然和个性。佛教逐渐盛行，自然飘逸的美受到人们的称许，女性的温婉妩媚、婀娜多姿、精致细腻之美得到欣赏。在这样一种社会环境中，女子也走向对于美的自觉的追求，流行在头上插戴花钗。隋唐五代秉承魏晋南北朝的审美趣味，又加进一些新的色彩和审美因素。唐代的审美不仅体现前朝的审美趣味，还崇尚华丽，强调阴柔和意韵之美。因唐朝国力强盛、经济社会繁荣，审美趣味就表现出雍容华贵的特点，也就是通常说的唐时以胖为美。

在唐朝，女性的面部审美，突显出丰满肉感、圆脸宽额，又加上高高的发髻，飘扬的披带，表现出一派大度的气质。唐朝女性极为讲究面部化妆，流行画浓厚的蛾翅眉，眉形高而上扬。唐代初年的女子，喜欢在前额中间点上一个黄色或红色的形态各异的图形，这些图形被称为"花子"，以花朵或叶子形状为主。晚唐和五代时期，女性更将各种花鸟画在纸上、绢上贴在脸部，或是直接画在脸上，以此为美。

宋元时期，女性美的标准从开放、华丽走向内敛、清雅。尤其从宋人开始，淡雅朴素的审美趣味变得流行，讲究的是清秀柔弱。那时流行戴

"花冠"（见图1-2），制作得很是考究精细，为女性平添了许多妩媚，但明朝女性的发型却是相当死板的。元朝的统治者虽然不是汉人，但外族的审美风范并没有对汉人的审美趣味造成太大的影响。宋元的审美观念一直延续到清朝，表现出对女性美的束缚越来越多。清代张潮在其所著《幽梦影》一书中，描绘了他心目中的美女：以冰雪为肤、花为貌、玉为骨、柳为态、秋水为姿、鸟为声、月为神、诗词为心，代表了这一时期文人心目中的审美理想和审美趣味。对于女性的形态，不仅要求外在的美，也要求内在的美。

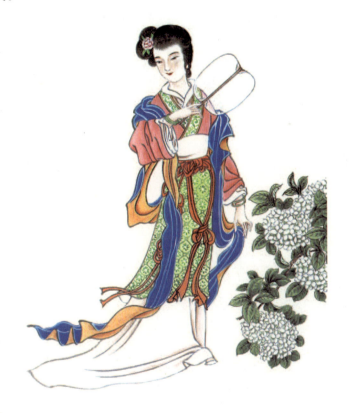

图1-2 宋代绘画中的女性

这样的审美趣味和审美观念，一直延续到今天，对于面部美学设计和治疗仍具有重要的参考价值。当然，中国古代的审美趣味更偏重于定性或主观的方面，还必须与客观的面部审美测量结合起来，才能够应用在临床设计和治疗之中。

数字和协调产生美

人的面部是可以用数字来测量的,而不同部位或测量点之间的数字比例,反映出各个部分之间的关系。当这一关系具有审美的协调时,面部的美感就产生了,而审美的协调与黄金分割率大有关系。

公元前六世纪,古希腊数学家毕达哥拉斯发现:将一条线分为两部分,长段与短段长度之比刚好等于整条线与长段长度之比,这一比值等于1.618:1 或 1:0.618。对符合这一比值的对象,人会本能地感到形态美的存在,不由地产生美感。对符合这一比值的线段,长段长度的平方还等于整条线与短段长度的乘积。后来,古希腊哲学家柏拉图将这一比例称为黄金分割,见图1-3,这是一组蕴含着丰富美学信息的数字,具有和谐性、比例性、艺术性。

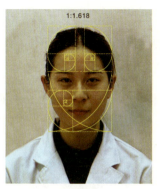

图1-3 黄金分割

此后，在长期的审美实践中，人类对于古今中外的人体美作出过大量研究，都发现黄金分割是一个不二的美学或审美法则。甚至由人及物，推而广之，生活中的各种物品或物体都可以用黄金分割来进行审美衡量。面部当然也不例外。

近些年在研究人体中存在的黄金分割时，发现有14个"黄金点"、12个"黄金矩形"、2个"黄金指数"。人体中的"黄金点"使体表测量线的短段与长段长度之比为0.618。其中，面部占了6个。

1. 眉间点。位于发际到颏底的间距上，此点分割间距的上1/3与下2/3。

2. 鼻下点。位于发际到颏底的间距上，此点分割间距的下1/3与上2/3。

3. 唇珠点。位于鼻底到颏底的间距上，此点分割间距的上1/3与下2/3。

4. 颏唇沟正路点。位于鼻底到颏底的间距上，分割下1/3与上2/3。

5. 左、右口角点。左口角点位于分割口裂水平线左1/3与右2/3的位置，右口角点位于分割口裂水平线右1/3与左2/3的位置。

人体还有12个"黄金矩形"。顾名思义，"黄金矩形"就是宽、长比为0.618的矩形，主要用来衡量人体的轮廓。符合这一矩形的人体轮廓将会更多地带来美感。在12个"黄金矩形"中，面部有如下9个。

1. 面部轮廓。这一矩形轮廓以眼水平线上的面宽为宽，发际到颏底的间距为长。

2. 鼻部轮廓。这一矩形轮廓以鼻翼为宽，鼻根到鼻底的间距为长。

3. 唇部轮廓。取自然闭口时的矩形轮廓，以上下唇峰间距为宽，口角间距为长。

4. 上颌切牙、侧切牙、尖牙轮廓（左、右各有三个）。此组的各矩形，均以最大中径为宽，齿龈径为长。

人体的 2 个"黄金指数"都是关于面部的。分别是：反映口鼻关系的鼻唇指数，指鼻翼宽与口角间距的比值；反映口眼关系的目唇指数，指口角间距与两眼外眦间距的比值。

对于面部轮廓，通常会结合"三庭五眼"（详见第四章）来进行审美衡量，其实，这也是面部黄金分割的应用。面部宽度与长度的审美比值为 0.618，"三庭五眼"所反映的数值也与黄金分割的比值大致相符，见图 1-4。这同样也说明，数字是理解人体面部美的关键，因为数字支配着美，美也体现出用数字表达的、协调的相对关系。

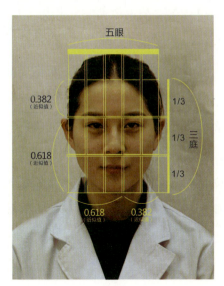

图1-4　三庭五眼

技术+审美=整形

求美者要求进行面部整形，目的当然是求美，这就决定了整形医生的面部治疗主要是要满足求美者的审美需求。当然，为了达到审美的目的，精湛的治疗技术作为一种必要手段，也是不可缺少的。但技术要接受美学和审美原则的指导，整形医生要有美学素养。从本质上说，整形不是单纯的技术行为，而是一个审美活动，整形治疗＝技术＋审美。

由我多年从事面部整形的临床经验来看，面部整形外科治疗要想体现技术和审美的融合，首先需要遵循如下审美原则：

1. 相似相容原则。在整形外科治疗中，通常要植入一些生物材料，这些材料必须是容易塑形的，对人体无毒害，同时要有较好的组织相容性，不出现或很少出现排斥反应。如隆鼻用的固体硅胶，组织相容性就较好，接受治疗者很少出现排斥反应，还易于雕刻。这就符合了医学及美学的双重要求，很受求美者的欢迎。

2. 和谐原则。面部表现是一种美的形式，这使面部整形治疗必须遵循形式美的规律，即应接受审美原则的指导，如整体统一、和谐、对称、协调等。在面部整形治疗的设计中，脸型与五官的搭配，应该结合文化、肤色、种族等因素，符合和谐的原则。

3. 最小损伤原则。面部整形治疗不同于其他外科手术，在治疗的过程中，需要在尽量不损伤人体组织的前提下，尽可能避免对面部形式美的破坏，如能注射就尽量不手术。如果需要手术治疗，就要珍惜面部组织，柔和操作以减少组织损伤，避免出现血肿，保持手术后视野的清晰。缝合时通常要用细针细线，力求边缘平整对合，以保证愈合后瘢痕明显度减到最低。

面部整形手术的具体操作过程尤其能体现技术和审美的融合。手术既体现着审美要求，又需要操作者技术过硬。如切口的操作，为使面部整形手术的切口既细小又隐蔽，一般可以采用以下几种操作：

1. 沿皱褶线、屈折线、皱纹线做手术切口。选择皮肤的皱褶线、屈折线、皱纹线作手术切口，可使切开后分离最小、愈合后瘢痕最不显著，不易引起别人的注意。即使出现一点瘢痕，也常被人们误认为是皮肤皱褶线或皱纹线。

2. 沿表情线做手术切口。表情线实际上也是面部的一种褶皱线，与人的年龄和面部表情有着密切的关系，在微笑、痛苦、噘嘴、皱眉时会显得特别明显。由于真皮层含有的弹力纤维走行方向与这些褶皱线平行一致，因此沿表情线做手术切口，愈合之后皱褶线与瘢痕都不会太显露，可以取得理想的手术效果和审美效果。

3. 沿皮肤轮廓线做手术切口。轮廓线是体表的转折线，沿皮肤轮廓线作手术切口，愈合后对面部美的影响较小。如做面部除皱手术时，耳后切口、下颌切口、发际线切口等，都是以面部的边缘轮廓为切口，术后瘢痕不明显。

4. 沿皮纹线做手术切口。皮纹线是皮肤表面的自然皱纹，是先天就有的，也与皮肤真皮层内的弹力纤维走行方向相一致。手术切口顺着皮纹线的方向进行，切开之后分裂程度小，愈合后的瘢痕也不会过于明显。

看上去这都是一些细节问题，但医生的水平就是通过这些细节表现出来的。细节处理得好，既反映出审美的高度，也体现出技术的精度。

在面部整形设计和治疗中，还有一个容易被忽视的原则，那就是可逆性优先原则，即尽量保证整容的可逆性。这里的"可逆"是指整形的效果可以通过人工手段消除，或者会在一段时间后自动消除。如能注射就尽量不手术的做法，也在这一原则的范围内。

可逆性优先原则也反映出技术与审美的融合。大部分的微整形项目都是可逆的，如瘦脸针、玻尿酸填充、脂肪填充等；还有一些埋线类型的项目，如埋线双眼皮，也是可逆的。有一些人质疑可逆性优先原则，认为这些项目不够持久，还会失去效果，以后还需要补做，似乎更麻烦。但实际上，这些项目既符合医疗技术的要求，也更能满足审美的需要。一方面，从技术的角度来看，这种"可逆"的手术其实更加专业。严格地说，任何整形治疗都存在风险，即使风险只有千分之一或万分之一，毕竟还是存在，还是需要加以避免。即使求美者对整形效果不满意，一段时间之后也可以得到恢复。另一方面，由于这些整形项目不会让身体组织发生不可逆的改变，就大大降低了手术风险。使面部整形治疗具有可逆性，更重要的是审美因素在起作用。因为社会的审美观念一直都在发生变化，流行趋势也时常会发生改变。如前些年曾经流行的纹唇线、纹眼线、纹眉，在现在看来，就显得非常土气，很多做过这些手术的人，还专门要求洗掉。

目前出现的一种非持久性纹眉，就能很好地满足现代人对于纹眉的需求，因为一段时间后治疗效果会慢慢消失。实际上，一个不可逆的面部整形治疗，即使在一个年龄段内会觉得好看，过了一段时间之后，随着审美观念发生改变，就可能觉得不好看。这时再去做修复手术就会相当麻烦，而且，有一些整容手术是完全不可逆的。

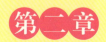

审美的确定性和不确定性

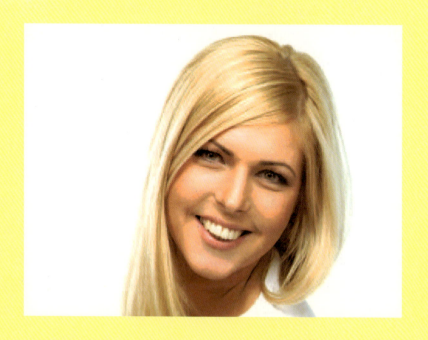

审美观变化的体质因素

体质是影响人类审美观的重要因素，体质变动会带来审美观的变化。在面部美学设计中，一定要重视求美者的体质因素，把握审美与体质因素的相互作用。

从纵向视角看，在人类漫长的发展史中，生存环境和生活方式发生过较大的变化，这就使人类的体质发生了相应的改变，引起包括头面部在内人体形态的变化。由体质变化带来的面部容貌改变，也会在审美观念上表现出来。当然，在特定的年代和地区，人的体质特征等因素是比较稳定的，审美观也是比较稳定的。

我们以人类的颜面角（参考第四章）为例。在人类长期的生产生活演化过程中，面部容貌发生了一些相应的改变，使颜面角逐渐变大。有些人认为，随着人类思维功能的运用，人的脑组织容量是不断增加的。人类的脑组织分为大脑、小脑、间脑、脑干，大脑又分为额、顶、枕、颞、脑叶等，主管人的思维活动。随着人类生活方式的转变，额叶增加的体积是最大的，这就使人的颜面角不断增长，额头变得越来越饱满。因此，人的审美标准也随之发生相应的改变，认为饱满的额头或较大的颜面角更好看。按现代的审美观点，额头饱满的人看起来更有气质、更高贵、更现代。导演张艺谋所选的女演员，像巩俐、章子怡等，从侧面看她们的额头都非常饱满,见图2-1。这也对应了中国传统面相学的观点,讲究的是"天庭饱满、地阁方圆"。当然,如果颜面角过大,也偏离了美学的标准,不仅不美,反而显得不好看。

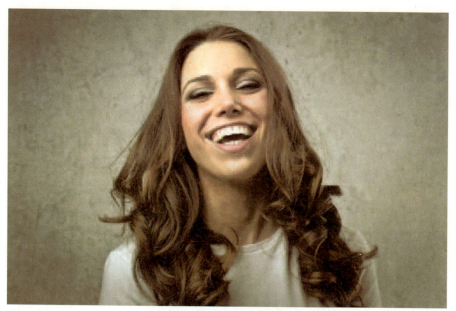

图2-1　额头饱满的人

又如,从远古到现今,人类的牙齿变小了,同时上颚骨和下颚骨逐渐缩下去。这是因为人类在早期很有可能主要吃一些生的、冷的、硬的食物,甚至吃生肉,这都需要牙齿有非常强大的咬合能力,相应的很多骨头和肌肉都会变得强大。随着人类生活条件的改善,食物逐渐呈精细化发展,不再需要那么强大的咀嚼力量,所以,牙齿和相应的骨骼、肌肉变得越来越小,这些变化都会在面部表现出来,引起审美观念的变化。

当我们从横向视角来看现实生活,其中的审美标准是比较确定的,但美丽同样与人的体质非常相关。体质好的人,往往会反映在审美上面,带给人更美好的观感。实际上,在现实生活中,因生活习惯、饮食、遗传等因素的影响,人的体质也会千差万别,带给人不同的审美感受。

良好的生活习惯，可使人神清气和、容貌宜人，见图2-2。如根据天气变化适时增减衣物，按时作息，注意休息，保持居室适宜的温湿度、清洁、通风等，都有利于形成良好的体质。适度的劳动或运动，可以增强体质；熬夜过劳，生活没有规律，就会对体质造成损害。长期的养尊处优，过于安逸，不喜劳作，对于形成健康体质则是不利的。

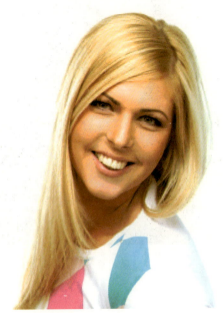

图2-2　神清气和、容貌宜人

食物中含有人体所需的各种营养成分，对于人体的健康、美丽是重要而不可或缺的，有些食物成分还具有美容的效果。因此，合理的饮食应该搭配适当、品种多样，进食则宜定时定量，可使身体各部位都得到适宜、充足的营养。这就是说，合理的饮食结构，良好的膳食习惯，可以改善人的体质，使人容貌更加美丽。但偏嗜、偏食，或饮食没有节制，都会造成身体的气血失调，以至于导致体质改变，甚至引起疾病，都会带来不美的感觉。

遗传是决定体质的关键因素，父母的个体特点会通过遗传基因传给后代，父母体质的强弱以及怀孕前后的身体状况，都会影响到子代的寿命长短和体质强弱。就如俗话所说的"种瓜得瓜，种豆得豆"。这些影响都会在人的面部反映出来，引起不同的审美感觉。

遗传决定了人的先天禀赋，这是打造体质的基础，决定着一个人体质的好坏。遗传对体质的影响，还突出表现在基因方面。科学研究表明，基因能决定包括面部在内人体的许多性状，如肤色、虹膜、五官、发色等头面部特征。这就预示将来可以通过基因的组合与筛选，即基因工程，实现对人面部性状的控制，甚至应用在面部整形领域中。

社会文化因素

社会文化因素对于头面部审美有着不容忽视的影响。这类因素很多，主要包括共同的价值观、社会阶层、家庭结构、风俗习惯、宗教信仰、价值观念、消费习俗、生活方式、人口状况、文化传统、教育程度等。这些因素结合起来，就形成了一种社会文化环境，甚至强有力地决定了当时、当地的审美观。实际上，审美观本身就是一种社会文化因素，体现出各种社会文化因素对审美的影响力。

当然，这样的影响是在人类长期生活和实践过程中逐渐形成的，表现出长期性，人们总是自觉不自觉地接受这种影响或是准则作为自身行为的指南。但在更多的时候，这种影响只是短期的，表现为某种时尚或潮流，审美潮流就是其中的一个例子。

实际上，在某种社会文化环境中，社会文化因素对审美观的影响，突出表现在时下盛行的各种审美或整形美容潮流上。我们看到，这样的潮流古今中外都是存在的。如十九世纪维多利亚风格的审美趣味就是一个显著的例子，延续了大半个世纪。中国古代出现过盛唐审美风尚，那时以面部宽额丰颐为美，见图2-3。有人分析，在唐朝的时候，因国力昌盛，这一社会文化气象首先影响了皇室的审美观，继而形成一种审美潮流，而成为全体国民的追求。

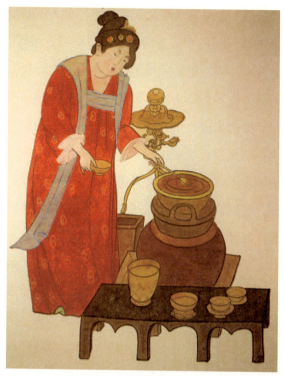

图2-3 唐代仕女

我从事整形治疗工作多年,深深体会到各种审美潮流对整形美容需求的影响。当然,在许多时候,如果一味地跟风或追随时尚,也会出现不少弊病,带来误区。下面就来分析近些年出现的几个整形美容潮流和其中的误区。

1. 千人追求"欧式眼"、万人想要"韩式鼻"。看到当下流行欧式眼、韩式鼻,有些人就想跟潮流,自己做一个。实际上,在面部设计和治疗过程中,整形并不只是简单地隆个高鼻梁、切个双眼皮就算了事,还需要找到脸部最漂亮的部位作为参照物,如鼻子、嘴唇等,然后再做相应的调整,使别的部位向选定的参照部位看齐,最终在实现整体协调的基础上,形成一种独具特色的个性美。

2. 眼盯明星相,希望打造一张"明星脸"。现在,明星的影响力已经蔓延到各家整形医院，想要按着明星的面容整形的人不断增加。例如：一个人想做范冰冰的眼，另一个人想要一张舒淇的嘴，等等。可是，"明星脸"就真的适合每个人吗？眼睛或鼻子长在人家脸上好看，放到自己脸上就不一定了。手术刀也并非魔法棒，做整形手术总要遵循一条原则：必须根据每个人的形态结构来进行个性化调整和设计，不能整个推倒重来。其中的原因有两个：一是适合明星的五官放到别人脸上不一定能够有好的协调效果，一旦协调度不好，就不会产生美感；二是由于面部骨骼结构、肌肉弹性、皮肤张力等因素的存在，有些目标是根本无法实现的，一旦超出生理允许的范围，就可能会产生严重后果。

3. 抽脂、磨骨都可以，我就要变成小脸美人。看到荧幕上的明星一个赛过一个的巴掌小脸，很多年轻人不禁怦然心动。不管是方脸、圆脸，或是长脸，统统要换成瓜子脸，即使伤筋动骨也在所不惜。但是，脸型真的是想换就能换吗？实际上，就算是不考虑磨骨手术可能存在的风险，也还是不能任意改变人的脸型。一个人的脸型对应呈现着五官的形状、大小及其排列组合的关系。改变脸型之后，面部关系自然也就发生改变，很可能眼睛、鼻子、嘴巴等都要变，这是一个浩大的工程。何况受到面部解剖结构的限制，有些改变是根本无法实现的。因此，整容应按脸型分类，尽量不要将A类脸型变成B类脸型，只是向A类中的漂亮级别靠拢即可。

4. 皱纹不够多，眼袋不够大，攒够了做一次彻底的大变脸。一次手术不能将所有的问题都解决掉，不要计划着等到年龄大了，再把皱纹、眼袋、凹陷统统一刀都解决掉。其实，在问题出现的早期就开始治疗，常常能够取得事半功倍的效果。如刚开始出现细小皱纹的时候，借助像素激光等微整形办法，就能改善甚至消除皱纹。如不重视，再加上人为的拖延，就会形成静态皱纹，这时就需要拉皮动刀，而效果也大不如从前。从这个意义上说，面部问题越早解决越好，如此才可能用小代价获得大收益。

地域因素

从共性方面看,审美观有一些基本的相同点或相似点。审美观的共性部分使得不同种族之间,可以在审美上相互交流、沟通,甚至在一些方面彼此模仿。但是,从差异的角度来看,不同国家、种族的审美观又是很不一样的。

实际上,每个种族都有自己的美学标准,在审美上存在差异。不同民族的面部特征也有所区别,形成各民族面部审美的基础。

美并没有准确的标准。因为每个人对于美有不同的理解和认识。美是客观的,而审美是主观的。即使是相同的东西,环肥燕瘦,也各有所爱。但如果100个人里边有99个人认为是美的,可能就是美的;只有一个人认为是美的,可能就不是美的。审美是一种心理过程,整形一定要尊重这种审美心理。作为整形医生,我的观点是尽量不要做破坏性的手术。因为美是随着时代、文化而变化的,不同的年龄阶段,人们对美的认识和理解也不一样。另外,儿童时期的头颅相对比较大,额头在整个面部所占的比例也偏大,但随着年龄的增长,下半部分会慢慢增加,见图2-4。

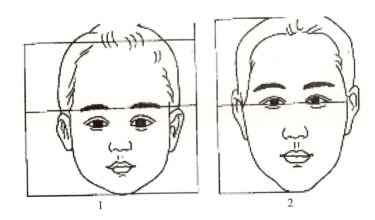

图2-4 随着年龄的增长，下半部分会慢慢增加

所以，如果要追求美，必须考虑不同国家、不同民族之间的差异，甚至还要考虑不同地区间的文化和民俗差异。

整形医生的审美高度

　　面部整形的目的是要给求美者一个美丽的面容，这就要求整形医生必须具有足够的美学素养。而且，还要结合求美者的实际情况，做出能解决问题的美学设计和治疗方案。这就对整形医生提出了一个迫切的要求：必须具备应有的审美高度。只有这样，才能让每一次的治疗合乎美学规律和医疗标准，使求美者满意。

　　我非常重视面部整形的审美高度，这在很大程度上得益于我的人生经历，以及我的美学实践和整形经验。小时候，我受过美术方面的训练，后来读过艺术学研究生，做过美学理论研究以及实践。同时我也是一个整形外科医生，做了20多年整形外科工作。

　　实际上，学习艺术的人和整形外科医生观察事物的角度是不一样的。艺术家是把眼睛看到的、脑子里感受到的东西用画笔或泥巴或以其他形式表现出来，并注入个人的情感。作艺术写生的人，选择的模特要么是脸上皱纹明显，要么是骨骼比较明显，一定是某个局部的特征十分明显，否则就不能成为模特。作为整形外科医生，则会关注人的某个局部要做多宽、多窄、多高，精确到多少个毫米，要以什么样的角度，更多强调的是数据。这表明艺术家和整形医生看待事物的角度不同，应该结合起来。我在工作时，就把它们融合在一起，形成关于整形外科审美的一个标准。

当然，话说回来，艺术和整形都应该重视个性。例如：舒淇的嘴巴大，就是一种个性，是整形治疗需要珍视的。而艺术的本质，就是一种个性，就是把独特的地方拿出来、发扬光大，且富有情感。这就反映出审美的高度。

对于莫迪里阿尼的画作，我曾做过深入的研究。莫迪里阿尼的肖像作品拍卖价格排在世界前十名，单幅作品最高成交价上亿美元。但讽刺的是，莫迪里阿尼是因贫穷导致的疾病，最后可以说是饿死的。他在世时不受认可，死后一百年却备受追捧，看来莫迪里阿尼的艺术创作是超前的。所以，艺术很难形成固定的标准，每一时期的标准都可能与其他时期不同。

对于整形医生，让整形的效果舒服、自然，可能就是一个比较好的标准。这样的整容效果，最好地体现出美学素养和整形经验的结合，其实就是符合了标准。

在我几十年的整形实践中，深深体会到审美要求是无处不在的，感受到掌握相应美学标准、具备审美高度是从事整形工作必备的。

在整形治疗的过程之中，求美者经常会提出各种各样的问题。有些人问我："我想要抽脂，是不是一次把多余的脂肪抽完最好，免得再进行第二次，减少手术的痛苦？"还有些人会问："双眼皮是不是越明显越好，以免以后长着长着长没了。"有的人会问我："想隆胸，最好一次能升几个罩杯，能不能做？哪里可以做？"对于了解整形美容行业的人，尤其是从事整形治疗的医生，听到这类问题，可能会觉得当事人有点无知，但又不知道如何具体回答。可对于众多求美者来说，这些确实是必须考虑的实际问题。但令人满意地回答这些问题，就需要整形医生具备必须的审美高度。

从审美的角度而言，美丽的最高境界是和谐美、自然美。这样的和谐不仅是指求美者身材比例、五官比例的和谐，还包括整形结果与国家背景和文化氛围、周围环境等的和谐。其实，整形美容跟我们每天睡觉、吃饭一样，都有一个度，不是想怎样就怎样。这个度就是审美标准和高度。整形治疗不能肆意妄为。因为每个人的身上都有其特质，结合普遍的审美标准观察分析之后，就形成一道不可逾越的底线。我发现，和谐是整形美容的最高审美原则：人体和人的面容，都是一种美的形式，必然要遵守形式美的规律，即整形外科应具有审美高度，受美学形式法则的指导。这些法则有：协调、对称、和谐、统一等。我认为，和谐是美学形式法则中的最高法则。因为和谐涵盖了符合均衡、对称、协调、比例完美等法则，而且，各种审美角度都能在和谐法则中得到集中体现。当然，这都需要结合整形实践进行体会，以逐步提升审美高度。

　　审美高度意味着什么呢？意味着将美学法则适当地应用到整形治疗中。什么脸型就应该搭配什么样的五官，各种设计组合还必须看求美者的脸型、种族、肤色等和整体体质情况，做到多样的和谐、统一才是真正的美。这就是整形美容中的审美高度。具体而言，掌握美学观察和测量的方法，以及相应的美学标准，都是提升一个人审美高度所必需的，也是一个合格的整形医生所必须具备的。

第三章

整形医生需提升美感

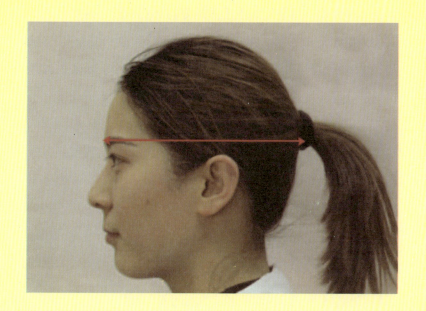

培养审美眼光

我常常被问到一个问题：整形医生如何提升审美水平？这是一个有关审美眼光的问题，需要不断学习和实践，并注意日常进行审美方面问题的归纳和总结。

对于这个问题，还可以换一个思维方式，从整形临床的角度来看一看，怎样评价一位整形医生手术的好与坏？当然，这要看手术操作有没有对周边组织造成伤害，好的手术甚至可以将创口处理得很细致，几乎无痕；患者术后没有出现显著的不良反应，创伤小、恢复快，都是必要的评价标准。但即使做到了这一切，也只能说整形手术成功了一半。整形美容是两个词构成的，因为整形手术既要有医学的严谨，又要有美学的高度。这就是说，整形医生不仅需要专业素质过硬，同时需要具有极高的审美水平，才算得上是合格的整形医生。最关键的一点，整形医生审美眼光的高低，对于求美者能否实现期望的最终效果始终是至关重要的，决定着求美者需求的满足。"网红脸"话题就是一个很好的例子。一段时间以来，"网红脸"被许多人看作是美丽的象征。水灵灵的大眼睛，上翘的鼻头，饱满的弧线，似乎不管是谁见到了，都必须竖起大拇指夸好。这时候，如果整形医生的审美眼光不足，认为只要按照"网红脸"来整，就可以确保整形治疗的万无一失，那么实际的结果往往会不尽人意，甚至最终结果表现出经过整形的面部非常不协调。目前，我们能看到许多按网红标准做出来的"整形脸"，就像是用零部件拼凑出来的一样，缺少整体协调的美感。这都是因不重视求美者面部的差异以及面部五官的协调性，不注重审美，只是按照网红标准来进行面部整形所导致的结果。可见，整形医生没有良好的审美眼光是不行的。

整形医生的审美，突出表现在术前的面部美学设计上。不断地做设计工作，就能不断地提高审美眼光，见图3-1。因为整形医生做的是一个创造美的工作，不仅要保证手术本身的安全和效果，还要呈现出求美者满意的美学效果，这就使得术前设计成为手术成功的必然前提。一个只会做手术而不懂审美，也不会进行整体设计的整形医生，只能算是"流水线"上的一个生产工人。而一个合格的整形医生，需要根据求美者面部的五官条件先进行整体设计，再根据求美者的实际想法，以及医学和美学要求，在手术治疗的许可范围内调整设计，这样才可以将自己多年来对美学的感悟和积累、对手术效果的把控，完美地呈现出来。这是一个需要工匠精神的工作，对于提高自身审美眼光、培养美感也很重要。

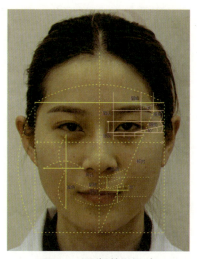

图3-1　面部美学设计

在对面部进行美学设计时，要找出主要问题和次要问题。一般而言，解决主要问题将带来最大的改变，之后再解决次要问题，能起到锦上添花的作用。找出主次要问题后，就需要确定整形治疗的先后顺序，依次进行面部整形的美学设计。面部整形的美学设计有这样几个设计原则。

1. 静态优先、动态随后。面部的静态部分包括颧骨、额头、鼻子、下巴等部位，动态部分有眼睛、嘴巴、酒窝等。相对于静态部分，动态部分的整形对医生的技术要求更高。

在文学作品中，经常会使用"巧笑嫣然""眉目传情"等词语来形容眼睛和嘴巴。这就是说，动态器官除发挥本身的功能之外，还可用来表达人的感情。因此，先协调好静态部位的整体构架，再来做眼睛、酒窝、嘴巴等，更容易合理布局，经这样设计之后，面部也会呈现出一种恰到好处之美。

2. 整体优先、局部随后。我认为，整形美容和绘画有许多相似之处。面部任何部位的改善或修饰，都要考虑一个和谐统一的全局，如整体的比例、形态、结构等，甚至还有质感、空间感、明暗等。这些说起来简单，想要做到却不容易，需要培养审美眼光。我在以往从事艺术创作的过程中，深刻认识到建立整体意识的重要性。整体是相对局部而言的，局部则是整体的一部分，存在于整体之中，但整体要通过局部才能得到体现。

进行面部设计时，千万不要将注意力集中在一点上。如设计眼睛时，必须考虑耳朵和鼻子等部位与眼睛之间的关系，不能仅考虑眼睛。需要把握好方位上的对比值，使所有部位有机地联系起来。并通过观察和比较来明确各部位之间的关系，保证面部整体上的和谐一致。

3. "画龙"优先、"点睛"随后。"画龙点睛"是说最后一步才是对眼睛的整形。因为只有将面部比例和眼部比例都考虑进去，眼睛的整形才会符合"三庭五眼"的标准。如果觉得眼睛很重要，就将眼睛作为整形治疗的第一项，这样就将顺序搞反了。

总之，整形医生在审美时，要注意整体重于局部，关系重于部位，感觉重于细节。平时注意培养高品位的、健康的审美素养与能力，同时需要注重与审美客体的交流和表达。

提高操作技能

再好的面部美学设计，如果缺少了整形医生精湛的操作，就无法贯彻到整形治疗的手术中，甚至治疗效果会与设计初衷背道而驰。因此，在培养审美眼光的同时，整形医生还需要不断提高自己的操作技能，必须从知识和操作实践两个方面狠下功夫，这两个方面是相互促进的。从知识储备来看，有一个基础知识、专业知识、新知识的学习梯度，对于相关的基础知识和专业知识都应该反复学习、熟记于心，尤其重要的是要与实际的操作练习或临床操作结合起来。操作技能的掌握则应该反复地用心练习和操作。

对于《生理学》《病理学》《药理学》《人体解剖学》等基础科目，不应该考完试就放在一边，以后很少去碰。"学而时习之"是很有好处的，对于治疗水平和操作技能的提高都大有好处。在这之后就是专业知识的学习，包括《美容药物学》《美容解剖学》《注射填充美容学》《美容艺术基础》《医学美容技术》《整形外科学》《美容整形外科手术学》等。勤于学习、反复思考，将会大幅度促进治疗水平和操作技能的提高。值得注意的是，面部解剖知识要掌握得很细致，对于皮肤的层次、肌肉和韧带的位置、骨骼的形状、血管和神经的走向和分布，都需要非常熟悉，了然于心。掌握这一部分的知识对于操作技能和临床治疗非常重要，甚至可以多次进行专门的进修和学习。在知识更新速度很快的时代,还要注意新知识的学习,向同行学习、在会上学习、订杂志学习等,都是学习新知识的办法。充足的知识储备,将培养良好的专业素质。

学习是很重要的。受过正规教育的整形美容医生进行治疗和手术,一般不会出现医疗事故或严重问题,那是因为他们有过系统而完整的专业学习。当然,整形美容医生也会碰上治疗效果不佳的问题,让人大伤脑筋。这种情况的发生通常与美学和审美知识欠缺,或是人类学、心理学等方面的知识掌握不足大有关系。"知识就是力量",对于整形医生也是如此。

有了知识,还需要不断地实践。实际上,学习和实践应该是一个彼此交织、彼此促进的过程。刚才提到解剖学,如今有了精细解剖学课程,将解剖学讲到很精细的地步,是一门实践性非常强的课程,学习时可以身临其境看到肌肉和筋膜的层次和结构,还可以看清面部血管和神经的分布和走向,见图3-2。

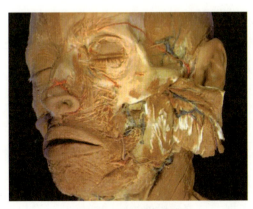

图3-2 面部精细解剖

对于面部整形的治疗和手术操作而言,熟悉各种医用材料和填充物是必不可少的。以玻尿酸为例,就需要整形医生熟悉产品成分和分子量,以及交联度和交联率等,这些数据决定了注射量和注射部位。现在医用缝线分为可吸收和不可吸收等多种,涉及收紧和提升等功能,都是需要整形医生熟悉的。对于面部整形的操作技能的掌握，则应该刻意地多加练习，反复进行基础操作训练，使手法熟练，以提高治疗效率和精准度。如脂肪雕塑治疗，要求医生吸脂精细、填充恰到好处，以保证成活率，实现一次成型。但即使是对同一部位的脂肪雕塑，不同医生的抽吸力度、进针角度都会不一样，注射量和注射深度也有差异。效果当然不一样，有时更是大不一样。好的治疗效果需要长期的练习和实践，以积累临床经验。

而要提高手术操作技能，也要勤于练习。一般普外科是用猪皮作练习材料，基本的练习包括切开、缝合、打结等。这里，还要强调一下解剖学基础，要对面部组织的解剖层次和结构有清晰的认识，这是手术的基础。否则，即使是切开、缝合、打结都练习得很熟练，实际进行手术时却做不好，也是不可取的。下面我根据手术的三个基本步骤来谈谈提高手术操作技能的练习。

1. 切开练习。需要稳定、持续地用力，尤其在划皮时更要如此。可在猪皮上多做练习。借助对基本外科手术操作图书的学习，一般能够划出比较完美的切口。不过，对于切口的手术暴露是否充分，是否需要延长切口等情况，都需要积累经验和熟悉该部位的解剖结构。

2. 缝合练习。缝合是非常基础的外科技术，外科缝合与缝衣服不同，要求解剖层次对合整齐，间距和针距整齐划一，缝出来的组织干净利落。当然，缝合部位不同，对于操作的技术要求也是不太相同的。在练习缝皮时，还是以猪皮练习的感觉与人皮的感觉最相似。其中，最重要和最基本的还是针距的整齐划一，这样可使组织受力均匀，避免形成皮下死腔，而腱膜和血管缝合等皮内缝合操作需要更多技巧，要多做练习。

3. 打结练习。打结分很多种，方结和外科结的打法，就分右手、左手、双手的打法等，还有连续3~4个套结的打结法。打结的关键在于受力要均匀，结打到组织上以后不允许松脱。

积累相关知识

提升审美感觉，还需要积累相关的知识。不仅要积累美学知识，还要积累文化学、人类学、历史学、哲学等方面的知识。这就要求整形医生不断地加强学习，在工作之余，养成大量摄入知识的习惯。我们知道，面部设计要体现美感。但面部设计所追求的这一感觉并不是凭空而来的，也不是多做几次手术就可以得到的。多数情况都是"工夫在诗外"，需要通过欣赏、阅读、讨论、交流、合作、调查、比较、综合、怀疑、探究、想象、创造、打破常规，运用发散思维、逆向思维等一系列过程，在日常的学习和生活中逐渐培养。

审美都是有前提条件的，还有主观、客观之分，这在面部美学设计时都需要考虑到。既然现实的审美都是有前提条件的，那就不能盲目、机械地使用，而对审美前提条件的把握和判断，就涉及相关知识的积累。审美的前提条件，也提示知识积累的方向，就如下述审美前提所表明的。

1. 美有稳定性和普遍性。在美学缓慢的演变过程中，美有着相对的稳定性，在一定区域、一定时期内形成的关于美的文化共识，不可能在一夜之间就彻底改变，这与文化因素有关。有些美具有普遍性，这样的美往往具有稳定性，但美的稳定性是有条件限制的。有些审美观念经不住时间考验，受流行文化的影响，存在的时间不会太长。有些美与世界观、价值观等因素相联系，则会长久地根植在人们的头脑中，在许多场合和时间，都会被认为是美的。

2. 美是动态变化的。美是一种发展中的文化共识，富有朝气，不是静止不变的。美会随着人类实践的发展而不断地变化；人类的思想在不断演变，使审美文化标准的共识也随之改变。美的动态变化性质，充分展示了人类对美认知的主观能动性。

3. 美有时代性。美带有很深的时代痕迹，从古代到现代经历不同时代的见证和冲刷，随着时代的变迁而变化，展现着相应时代的特点。

4. 美有民族性。不同地域、不同民族，有着不同的文化，人们对美的认识也有很大的差异。如古希腊以身体强悍、人体各部分的比例协调为美；缅甸卡央族姑娘则以带铜圈的长颈为美。二者的审美标准差别较大，似乎没有关联性。

5. 美有文化性。美具有许多文化特性，如知识性、社会性、相对性、阶级性等。从另一个角度看，美的这种文化性，还包括了精神文化、物质文化、文化时尚、社会习俗、风土人情等，同样表现出多因素的复杂性质。

6. 审美是具有个性的。在个人的心理层面上，每个人的内心深处，对于美都有一个自己的答案，这就表现出美的个性。

扩大人生视野

实际上，一名整形医生即使有着精湛的手术技术、良好的审美素养、渊博的综合知识，可能还是无法进行令人满意的面部整形治疗。这是因为面部整形满足的是求美者的心理需求，治疗效果需要得到求美者的认同。这就表明，面部整形的治疗效果不仅显示在治疗之后，还表现在治疗之前。从第一次见到求美者，就要与其展开尽可能积极的对话，充分了解其内心深处的心理需求。

这就要求整形医生平日里注意扩大自己的人生视野，在工作和生活中积累经验，细致观察生活，善于与各种各样的人进行互动。在面部设计过程中，更是会涉及众多心理方面的因素，需要与求美者积极交流和解释，直到面部治疗得到求美者的认同。这个过程中，也凸显出整形医生的人生阅历和心理学素养。而人的各种心理活动，都与某种需求有关，人有被认识、被尊重、爱与被爱、实现自我价值等心理需求，这些心理需求都跟美有关。而面部的美化，将会对人的心理造成巨大影响，在生活中更能产生杠杆放大的作用。作为整形医生，不能不重视这个问题。

求美者的心理活动贯穿在整个求美过程的始终和各个层面。有时候，很多顾客来到整形医院，并不是来整容的，而是来整心的，常常能看到各种各样实际的心理需求。一些40岁以上的求美者，并不是为了美丽而来整形，而是因为婚姻上受到了打击或遭遇了挫折。如配偶在外面有外遇，婚姻面临崩溃的边缘，想通过改善自己的面容来拯救、挽回婚姻。而许多40岁以下或更年轻的求美者，则是为了获得更美满的婚姻、更好的事业、更好的工作等。但不管抱着什么样的目的，求美者表面上都是为了美而来，看起来是做鼻子、做双眼皮、做皮肤等，要让自己变得更美，但在其内心的深处，还是为了改变自己的命运，为财富、婚姻、幸福而来。实施治疗的整形医生，就需要掌握和了解求美者这些更深层次的内在需求，见图3-3。有些医生煞费苦心地为求美者做设计、推荐方案，却得不到顾客的接受和认可，怎么谈都不得要领，这都是对求美者真正的心理需求缺少了解所致。

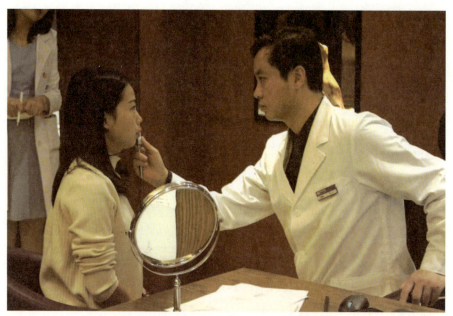

图3-3　整形医生要掌握和了解求美者更深层次的内在需求

但话说回来，一些顾客往往并不知道自己的需求。甚至有研究表明，大多数顾客只知道15%的需求。现代营销研究也发现，顾客的需求常常是被创造出来的，并不是顾客已有的。如智能手机的很多功能都不是因顾客需要，而是先有功能、后有需求。

对于整形美容行业消费群的调查，有助于整形医生了解求美者的治疗需要。整形美容行业的求美者大致可分为七种类型，分别是缺少自信型、先天不足修复型、追求时尚型、返老还童型、职业提升型、产后修复型、多种需求型等。现简述如下：

1. 缺少自信型。这一类型人群可能存在某些心理障碍，在感情、工作、家庭、社交等方面受过打击，对自己无信心、心里有阴影，因而对自己的容貌不满意，以至于有自卑感。这一类型人群心理问题多过生理问题，可能有过某种遭遇，但不见得很难看，甚至有的还是别人眼中的美女，但仍要整形。遇见这类顾客要先了解其心理状态，进行心理疏导，其后再考虑帮其提高术后满意度。

2. 先天不足修复型。这种类型指的是求美者先天就在容貌方面存在缺陷，有时还会影响到功能，需要通过整形外科手术来进行修复治疗，因这种状况会对生活、工作、感情、社交等造成严重影响，必须进行整形治疗。

3. 追求时尚型。随着整形美容行业的发展，技术上逐渐走向成熟，社会对整形美容的认识也有所提高。在这一类型人群中，求美者两极分化情况较为严重，有些是高消费、高品味、高素质的女强人或知性白领，有些则是年龄偏小、盲目追星攀比、追求潮流、冲动消费的女孩。为减少治疗后的纠纷，整形医生对后一种求美者要进行必要的求美教育、健康教育。

4. 返老还童型。这一类爱美人士，一般都年龄偏大或未老先衰，害怕变老、容颜衰老。但这一类型人群相对理性，对于非手术美容较感兴趣，治疗目的明确。整形医生需要与这些求美者进行诚挚沟通，并为其提供周到的服务。

5. 职业提升型。这类人之所以要整形，为的是满足职业发展的需要，一般以20~26岁的女性为多，年轻时尚，需要通过优越的容貌、体形等来延长或者争取职业机会。遇到这类求美者，整形医生要多注意其职业特点和要求，以及个性化需求，进行多次沟通。

6. 产后修复型。一般又分为五个小的类型：产生消费欲望、相信整形美容、具备消费能力、急需改变自己、了解自身缺陷。这类人一般知道自己需要什么，对整形美容有深入了解，知道整形美容能够帮自己解决什么问题。但这类人心里常有担忧，要找到其担忧的地方，如效果、安全、私密、疼痛等，消除担忧和问题她们即会愿意接受治疗。

7. 多种需求型。这种类型的求美者通常有两种或两种以上的整形需求。

中篇

美学设计

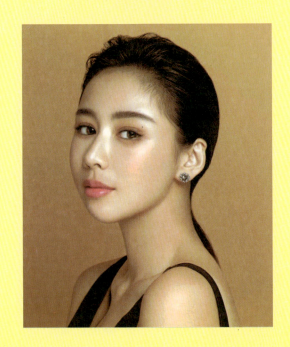

第四章
头颅与面部整体美学设计

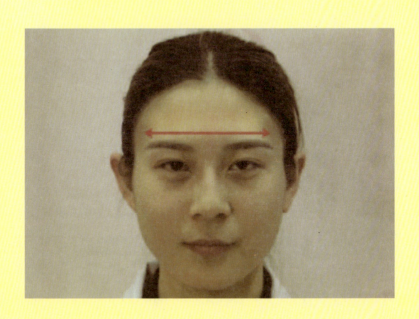

面部整形美学设计

美学设计的重要性

谈到头颅美学，很多人都会有疑惑，头不都长的一样吗？这有什么美学意义？即使真有意义我们能通过手术改善吗？做手术岂不是风险很大？但我说几个现象，可能就好理解了，比如现在很多网红的寿星额头看起来很丑陋且奇怪，还有日常生活中有些人留什么样的发型都好看，有的人只能留特定的发型。

长期以来，在很多人的想象中，面部轮廓手术只不过是下颌角手术，或者仅是磨颧骨手术。近些年来，用自体脂肪、玻尿酸填充改善面部轮廓的手术越来越多，人们对面部轮廓手术的观念又有了不少改变。但不少人还是不太理解面部轮廓形态的整形原理和改变方向。不知道手术为什么要这样做或那样做，这样做或那样做会达到什么样的效果；如果想要达到更好的效果，还需要做哪些改善。

从我的经验来看，做面部整形，不仅需要在整体的基础上进行面部美学设计，还需要对头面部不同部位的质地和美学意义采取一种分析的眼光。严格来讲，头颅和面颅是有区别的。其中，头颅主要包括额骨、颞骨、枕骨、顶骨等。而从传统容貌面部结构的角度看，额部属于面颅的一部分。这就需要转换一下思维方式，对这些部位分开进行头型设计。我们看到，在面部美容的医疗实践中，有些人做完整形手术，总感觉欠缺一点什么，但又不知道欠缺在哪里。这正是因为忽视了头型的设计。因此，对于头面部美容，需要在治疗前先做美学设计。目前，国内还没有太多人沿着这个方向做研究，我在美学设计方面做了一些钻研，并做了十多年改善头型的手术，效果非常好，凸显出了美学设计的重要性。

面部轮廓设计涉及 15 个测量点或测量指标，以及相应的测量值或指数，测量的结果构成头面部美学设计的基础。这些重要的测量点或测量指标分别是头最大长、额最大宽、额最小宽、头耳高、头长宽指数、颜面角、面型、额顶宽指数、颧骨、面颊、下颌角间宽、正面高度、鼻下点、侧面三庭、眼耳平面。其中，有两个重要的指标又衍生出三个指数或比值用于美学分析。

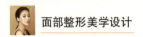面部整形美学设计

头面部整体轮廓的测量

头面部的整形治疗，不能跟着医生的感觉走，也不能跟着患者的感觉走，否则治疗失败的可能性将会非常大。头面部15个关键指标的测量，构成面部轮廓美学设计的基础。在这一节，先叙述相应的测量点指标，指数指标则留待下一节叙述。

头最大长（头长）。头最大长指的是从眉间到枕后点的直线距离。从头部颅骨上看，就是眉间点到枕后凸位置的最大长，见图4-1和图4-2。

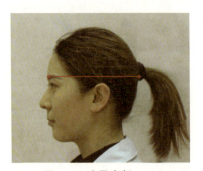
图4-1 头最大长

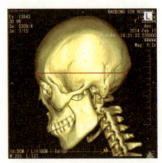
图4-2 头最大长-头颅

有的人头长偏长，有的人头长偏短，见图4-3、图4-4。从头的侧面来看，西方人头部相对偏长，东方人相对偏短。生活中常见到很多人的头是平平的，这是小时候睡枕头太久没有翻身所致。即使脸做得很好看，头型不改变，也很难有太大改善。

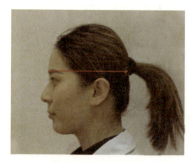
图4-3　头长偏短

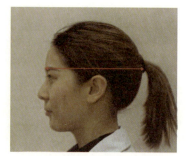
图4-4　头长偏长

额最大宽。额最大宽指的是左右头侧点之间最大直线距离，也就是头两侧向外最凸出的点之间的最大距离，见图4-5、图4-6。图4-7是额最大宽偏宽，图4-8是额最大宽偏窄的示意。

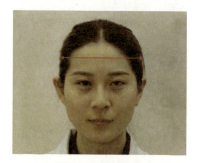
图4-5　额最大宽

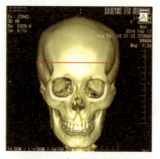
图4-6　额最大宽-头颅

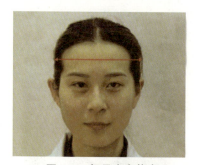
图4-7　额最大宽偏宽

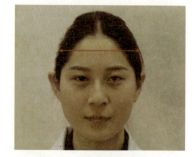
图4-8　额最大宽偏窄

额最小宽。额最小宽指的是左右两侧额颞点之间的直线距离。从颅骨上看，这是额颞弧最向内侧的点之间最窄的距离，见图4-9、图4-10。图4-11显示的额最小宽偏窄，图4-12显示的额最小宽偏宽。

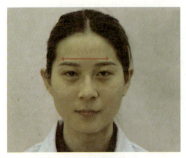

图4-9　额最小宽

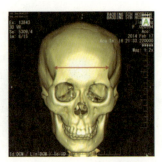

图4-10　额最小宽-头颅

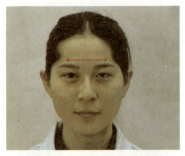

图4-11　额最小宽偏窄

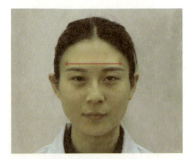

图4-12　额最小宽偏宽

　　头耳高（耳上头高）。头耳高就是头部固定眼耳平面后，自头顶点至眼耳平面的垂直距离。眼耳平面或法兰克福平面，是指颅骨两侧的外耳门上缘点和左侧的眶下缘点三点形成的一个平面，见图4-13、图4-14。图4-15为耳上头高偏高的情况，图4-16为耳上头高偏低的情况。

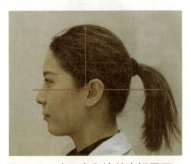

图4-13　头耳高和法兰克福平面

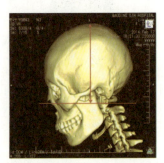

图4-14　头耳高和法兰克福平面-头颅

中篇　美学设计

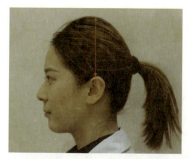

图4-15　耳上头高偏高

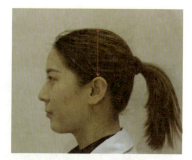

图4-16　耳上头高偏低

颜面角。从侧面看头部，从外耳门到鼻棘画一条直线，再从额骨最突出位置到鼻齿槽最凸出处画一条直线，两条直线的夹角就叫颜面角，见图4-17。

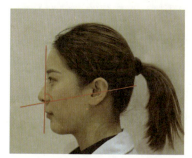

图4-17　颜面角

颜面角带有很强的种族特征。白色人种的颜面角为80°~90°，黑色人种为60°左右，黄色人种介于二者之间，为70°左右。图4-18所示颜面角偏大，图4-19所示颜面角偏小。在人类演化过程中颜面角逐渐增大，见图4-20。

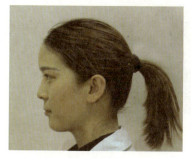

图4-18　颜面角偏大

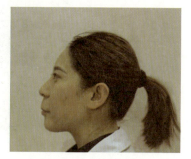

图4-19　颜面角偏小

53

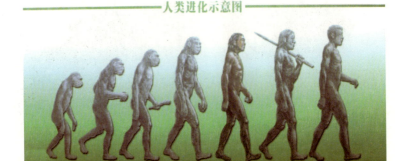

图4-20　人类进化过程中颜面角逐渐增大

现在有很多人填充额头，但是有的人填充后额头变好看了，有的人却变难看了。为什么会出现这种情况？就是因为颜面角过大或过小，偏离了使人产生美感的范围。

鼻下点。鼻下点在正中矢面上，是鼻中隔下缘与上唇皮肤部分相接的最深点，侧面上看就是额的最突出点（眉间点）与颏前点连线。

图4-21所示白色人种的鼻下点一般是在这条直线的后边，或者略微凹一点点。白色人种面型狭长，面凸度小，颧骨平，颧间距小，颜面角在85°左右。图4-22所示黄种人面型偏短一点，凸度比较大，中面部稍微往前凸，颧骨相对偏高，颧间距较大，颜面角在80°左右。图4-23所示黑色人种，面凸度要更大，颧骨平，颧间距大，颜面角都在70°左右。

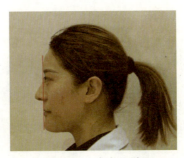

图4-21　白色人种

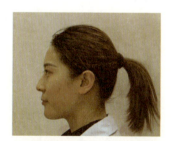

图4-22　黄色人种

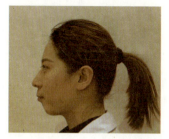

图4-23　黑色人种

颧骨。面部最重要的部分是颧骨。颧骨位于脸的中部，它主要通过与鼻、颞和颊的关系来影响面部。我国东南地区，如广东、广西、福建等地，高颧骨的脸型就比较多。其主要特征就是额骨和颧骨非常突出、眼眶下陷。颧骨的特征是向前、向外突出，使得颞部和脸颊塌陷，鼻根也很扁平，这种脸型都属菱形的。

对颧骨进行正面观察，就需要使用面宽这一指标，面宽指的是两个颧点之间的宽度，见图4-24、图4-25。而颧点就是指颧弓向外侧最突出的地方，一般都在颊部的后外方，有时接近于耳根位置。

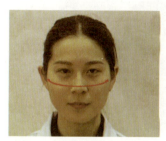 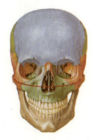

图4-24　面宽（两个颧点宽）　　图4-25　面宽（两个颧点宽）

脸中三分之一的宽度主要取决于颧骨和颧弓的高度。颧骨的高低和面部其他位置的比例有关系，和下颌骨的宽度、颞骨的宽度、颞肌的发达程度也有一定的比例关系。另外，颧骨是否突出，还与皮下脂肪的多少有关。皮下脂肪少，人就明显消瘦，也显得颧骨、颧弓相对增高。所以颧骨和颧弓高度是一个相对的概念，应结合皮肤厚度、面部宽度、颊部宽度综合来看。

我们来看图4-26，其他数据没变，只是颧点和最大宽增大了，就显得颞部（太阳穴）凹陷，脸颊也凹陷了，实际上是因为颧点和最大宽增大了。图4-27中，颧点和最大宽变小，我们会发现脸型呈现为菱形（太阳穴突出）。所以在整形手术中，把颧骨磨得过窄，脸型并不好看。

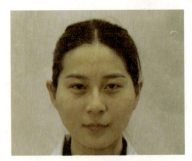 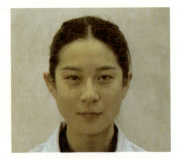

图4-26 颧点和最大宽增大　　　　图4-27 颧点和最大宽减小

从侧面观察颧骨，可以看到，如果颧骨体向外侧部位突出，鼻颊间界限就会被颧骨遮盖，见图4-28。

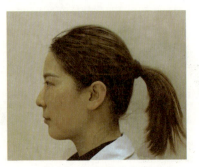

图4-28 颧骨体突出

图 4-29 所示颧骨体过于往前突出，图 4-30 所示颧骨体有中等程度的突出，图 4-31 所示颧骨体不突出。云贵、广东、广西一带的人，颧骨向前突较明显。

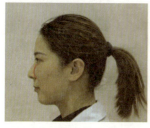 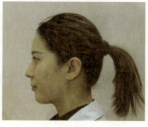 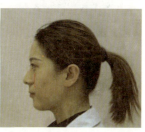

图4-29　颧骨体过于突出　　图4-30　颧骨体中等突出　　图4-31　颧骨体不突出

从底面观察颧骨的时候，可以使用面部扁平度这一指标，顾名思义就是指面部的扁平程度，见图 4-32。面部的扁平度，反映出颧骨前方与侧部转折的情况，实际上跟鼻子的突度没有关系。

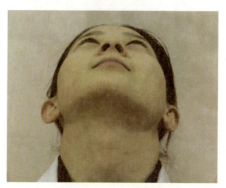

图4-32　面部扁平度

面部扁平度可以分为三种类型。图 4-33 所示面部前部与侧部的转折处特别明显，几乎形成直角。图 4-34 属于中等。图 4-35 属于紧收。蒙古人种相对来讲一般脸向外，高加索人种脸相对来讲会窄，会更向前突出。颧部的形态对于面中部轮廓影响非常大，所以要多从几个角度来观察颧骨的形态以及转折点，然后才能制定有针对性的手术计划。

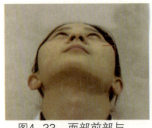 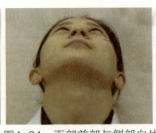 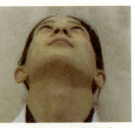

图4-33　面部前部与侧部成直角　　图4-34　面部前部与侧部向外　　图4-35　面部紧收

面颊（脸颊）。面颊位于口腔的两侧，上起颧弓，下至下颌下缘，前界在鼻唇沟，后界在嚼肌前缘，见图4-36。

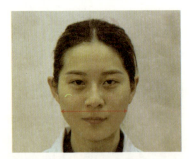

图4-36　面颊

年轻的时候，面颊饱满一点，显得年龄小。随着年龄的增大，面颊会逐渐增大。

要记住，面颊和下颌角不是一个位置。这两个数据是不一样的。

我们来看图4-37，面颊增大，面颊过于饱满。图4-38则面颊缩小，面颊太瘦，看起来有点塌腮，整个人看起来没福气、没精神。

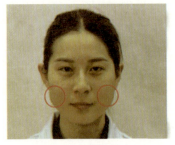 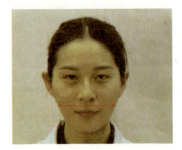

图4-37　面颊增大　　　　　　　图4-38　面颊缩小

下颌角间宽。下颌角间宽是指两侧下颌角之间的距离，这是对下颌角进行临床和美学分析的指标，见图4-39。

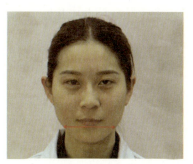

图4-39　下颌角间宽

图4-40所示下颌角变宽，脸看起来比较方，整个脸会显胖。图4-41所示则下颌角缩小。现在很多女孩子都喜欢下颌角小一点点，但是如果过小的话，就成了蛇精脸。脸宽实际上由四个数据所决定：眉弓宽、颧宽、颊宽、下颌角间宽（见图4-42）。

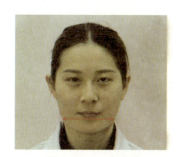

图4-40　下颌角宽

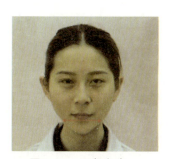

图4-41　下颌角窄

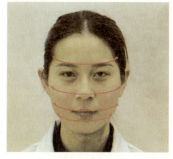

图4-42　从上往下，依次为眉弓宽、颧宽、颊宽、下颌角间宽

从对上述指标的分析可见，我们要不断把观察到的东西总结、归纳，形成有规律性的东西，才能有针对性地治疗。很多人做脂肪填充、脸型修整是稀里糊涂的，仅凭感觉这儿高一点那儿低一点，但究竟高多少一定要有数据来支持。

面部指数

面部指数涉及部分与部分或是部分与整体之间的关系，因此，我们分开来讲。在头面部的美学设计中，15个关键的指标或测量点中，除了头长宽指数、额顶宽指数之外，头长高指数、头宽高指数、耳高指数三个衍生指数也是比较重要的，有助于面部美学分析。现分述如下：

头长宽指数（头指数）。头长宽指数是指头最大宽和头最大长的比例。头最大宽和头最大长分别见图4-43和图4-44。根据头长宽指数的数值不同，头型可以分为特长头型、长头型、圆头型、特圆头型。

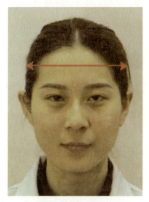
图4-43　头最大宽

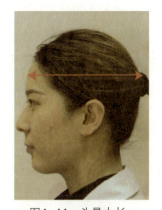
图4-44　头最大长

额顶宽指数。额顶宽指数是指额的最小宽度和额顶部最大宽度之间的比例（见图4-45和图4-46），主要在人类体质学研究、人类种族研究中具有重要意义。我们平时在头面部美学设计中最常接触的就是额顶宽指数。这个数据越小，额头越窄；这个数据越大，额头越宽。所以很多人会做太阳穴以及额角位置的填充，实际上就是为了改善额顶宽指数。

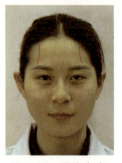
图4-45　最小宽度

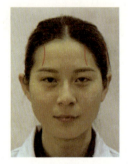
图4-46　额顶宽指数

额顶宽指数常用于面部美学分析。这个比例通过额部的最小额宽和额顶部的最大宽度等两种宽度的关系，来表示额部的宽窄程度。

图4-47是额最小宽度不变，额最大宽度增大，这种情况要适当把额最小宽度与额最大宽度之间的部分的组织量加大。图4-48是额最小宽度不变，额最大宽度变小，这种情况应在额最小宽度和额最大宽度上都增加组织量，这样额头才会非常饱满。图4-49是额最小宽度增大，额最大宽度也增大，就不能再往两侧增加组织量，而是需要往前增加。图4-50是额最小宽度缩小，额最大宽度也缩小，需要两边都增加组织量。图4-51是额最小宽度增大，额最大宽度缩小，需要增加最大宽度组织量。

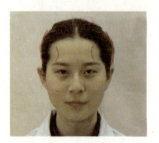
图4-47　要增加额最小宽度边缘的组织量

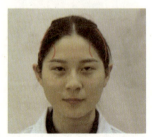
图4-48　同时增加额最小宽度与额最大宽度边缘组织量

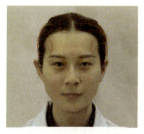 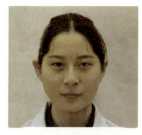 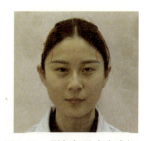

图4-49　往前增加组织量　　图4-50　前后都增加组织量　　图4-51　增加额最大宽度组织量

　　头长高指数。头长高指数是指耳上头高和整个头长的比例关系，见图4-52。正常比例大约是60%左右，低头型小于57%，高头型大约是62%。

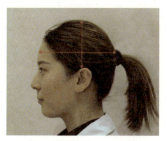

图4-52　头长高指数

　　头宽高指数。头宽高指数是指耳上头高和整个头宽的比例关系，见图4-53。根据这个指数的数值不同，可以分为阔头型、圆头型、狭头型，窄头型。

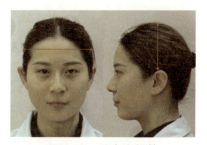

图4-53　头宽高指数

　　耳高指数。耳高指数是指头耳高与头最大长之间的比值。
　　测量和计算出这些数据以后，我们就不再只是单靠眼睛看，而是可以根据数据、数据比值决定手术的方向。美是一种感性的东西，很难形成一个完美的比例和数据。

说到手术方法，把头由大变小还是有困难的，当然颅骨是可以缩小的，但因为美容的目的去做颅骨的缩小有些不值当。对于比较小的数值，我们可以通过增加组织量来达到目的；对于数值比较大，但比例也就是指数不合适的，我们可以适当提高测量数值，让比例变得更和谐。增加组织量的常用方法主要是假体、注射材料和自体脂肪。我个人比较喜欢用自体脂肪，损伤小，安全，效果好，没有排异，如果形态不满意还可以通过打几个针眼来做调整。

面部形态分析

我们将眼耳平面、正面高度、侧面三庭、面型看作是四个综合分析指标，因为在头面部美学分析中，这几个指标对于把握整体的美容效果具有重要作用。

眼耳平面。眼耳平面又称法兰克福平面，是指颅骨两侧的外耳门和左侧的眶缘组成的一个平面，见图4-54。一般我们以该平面平分发际点至颏前点的圆心角，把面部分成两个部分，这两个部分的面积接近相等。

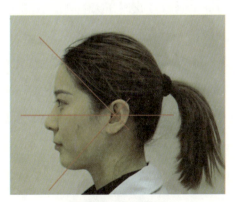

图4-54　眼耳平面

眼耳平面的高低，将使面部形态具有不同的特点。当眼耳平面位置较高时，上面部显得较小，给人一种面部抬升的感觉；反之，则有一种面部降低的感觉，见图4-55。

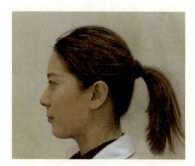

图4-55 眼耳平面对面部形态的影响

这就要求我们在面部整形手术中把握好两个要点：第一，尽量不要做破坏性太强的手术；第二，不要做太怪异的手术，不要超出大多数人的认知，要符合大多数人的审美。

正面高度。正面高度就是从正面看面部的高度。一般用传统的"三庭五眼"来进行头面部正面的分析。"三庭"是指从发际点到眉间，从眉间到鼻棘，从鼻棘到颏下点各占三分之一。"五眼"通常用来反映脸部的宽度和横向比例，以眼的长度为单位，把面宽分成五个等分，从左侧发际至右侧发际，长度约为五个眼长。我们在实际测量的过程中，会发现很多美女的下三分之一部分最长、上三分之一部分第二长、中三分之一部分第三长。当然三者的差距不能太大，大约有2~3毫米的变化比较合适。

图4-56所示中庭高，给人一种耷拉着脸，不开心的感觉。图4-57所示下庭高，感觉人变强壮了。图4-58所示上庭高，也就是额头高，看起来脑门更饱满了。

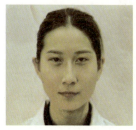
图4-56 中庭高

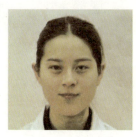
图4-57 下庭高

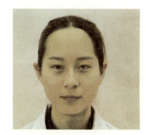
图4-58 上庭高

我们可以把图 4-59 的面部中间部分降低，五官会显得更集中。把图 4-60 下半部分降低。一般来讲，小孩的中庭和上庭要偏高，下庭会减少。把图 4-61 上庭降低，就会感觉整个额头缩短了。

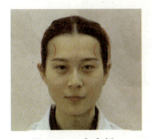 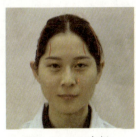 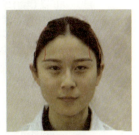

图4-59　中庭低　　　　图4-60　下庭低　　　　图4-61　上庭低

侧面三庭。从侧面看，则有一个"侧面三庭"，这是以耳屏中点为圆心，从耳屏到发际，从耳屏到眉间点，从耳屏到鼻间点，从耳屏到颏前点，分别划出四条直线，将侧面分为三个扇形，形成"侧面三庭"，见图 4-62。

这三个扇形的面积，一般来讲下扇形最大，上扇形第二，中扇形第三。如果不是这样的大小关系，整个面部看上去就会不协调，缺少一些美感。

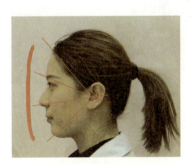

图4-62　侧面三庭

我们来看看，图 4-63 中面部加高，显得脸部拉长。图 4-64 下面部加高，显得下巴拉长。图 4-65 上面部加高，显得额头变大。图 4-66 中面部降低，显得五官更加集中。图 4-67 下面部降低，感觉有一点点小颌。图

4-68 上面部降低，显得额头变窄。

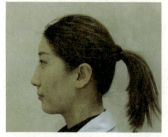
图4-63　中面部加高，脸部拉长

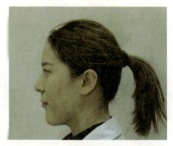
图4-64　下面部加高，下巴拉长

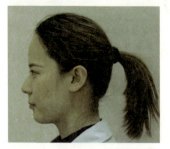
图4-65　上面部加高，额头变大

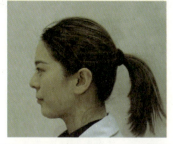
图4-66　中面部降低，五官更集中

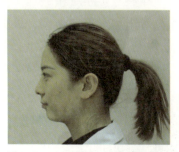
图4-67　下面部降低，颌部缩小

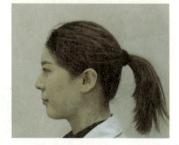
图4-68　上面部降低，额头变窄

面型。面型指的是面部轮廓，分为上、中、下三个部分。面型上半部分，就是额骨的部分，基本上呈方形，就是通常所说的"天庭饱满"。面型中间部分，由颧骨、上颌骨、鼻骨组成，鼻梁的高度就与颧骨和鼻骨的形态有关。面型下半部分，由下颌骨组成，呈马蹄型。我们从CT上也可以看到，人的头骨分为上面部、中面部、下面部，如图4-69所示。

中篇　美学设计

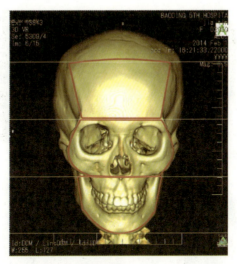

图4-69　头骨

观察人的脸型一般要从五个角度：正面、45°、侧面、仰头位、低头位。从正面看，面部形态主要取决于四个弓形。一是眉弓的形态；二是颧弓的形态；三是上颌弓的形态，一般在口裂上边一点点；四是下颌弓的形态，一般在口裂下边一点点，见图4-70。

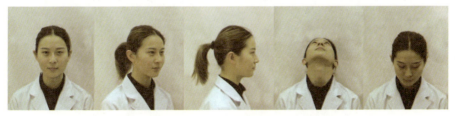

图4-70　面部正面、45°、侧面、仰头位、低头位

漂亮的脸型，中国人叫"瓜子脸"，颧弓的弧度最大，眉弓第二，上颌弓第三，下颌弓第四，见图4-71和图4-72。也就是说，瓜子脸最宽的地方一定是在颧弓的位置。

有人没有很好地理解这个概念，把脸上半部分做大，也就是把眉弓做得更大，整个脸呈倒三角形。实际上，面部最大的地方应该在颧弓，如果我们把眉弓做得过大，填得过于饱满，看起来就会很假。

69

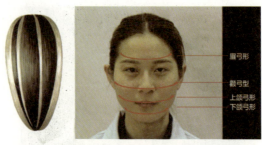

图4-71　眉弓形、颧弓形、上颌弓形、下颌弓形

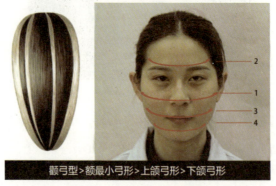

颧弓型＞额最小弓形＞上颌弓形＞下颌弓形

图4-72　漂亮的面部轮廓

总而言之，有些人的面部轮廓看起来很别扭，但总是找不到原因。有的人留光头好看，有的人留光头不好看，这都是由头型差异造成的。因此，发型很重要，可以掩盖、修饰头型。

术前设计示范

观察这个模特,她的基础条件还是非常好的,但是再从细节方面做一点点的改善,就会更好看,见图4-73和图4-74。

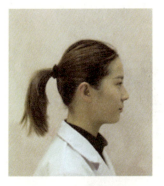
图4-73　模特侧面

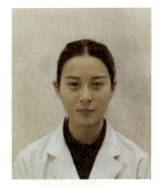
图4-74　模特正面

根据我们的设计流程,先做头部三维CT扫描,再做精确数据采集,然后给出一个详细完整的手术方案。比如鼻子高度增加多少毫米,宽度减少多少毫米,弧度要做成什么样子,鼻形鼻骨要降低多少,软骨性鼻骨要降低多少等等。目前三维CT可以精确到1毫米以内,对手术非常有指导意义。

对于这个模特,大概可以做出如下的一个设计方案。

1. 首先要看头的最大长和最大宽。模特头的最大长在最顶点的部分,这是没有疑问的。但是从侧面看,额头位置稍微有点偏低,要适当增加一些,见图4-75。下巴再适当增加一点点长度和翘度，可能会更好。

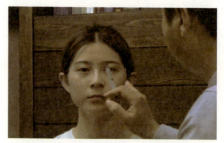

图4-75　额头位置稍微有点偏低

2. 从正面看，模特两个颧骨的颧宽有一点扩大。年龄大的话，觉得还不错。但年轻的女孩子往往喜欢颧骨略窄一点点，所以可以适当把颧骨位置稍稍降低一点点。

3. 再看模特苹果肌的位置，见图4-76。模特的泪沟有一点凹陷，所以，可以把泪沟做起来一点点。

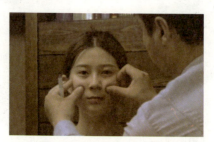

图4-76　泪沟有一点凹陷

4. 模特的额最小宽有一点点偏窄，额最大宽还可以。我们要把模特额最小宽的位置包括额头的位置做整体的填充，见图4-77。

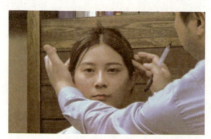

图4-77　额最小宽的位置要做整体的填充

5. 再看模特的眼睛。睫毛非常长，上眼皮皮肤稍微有一点松，之前做过埋线双眼皮，双眼皮相对有一点偏窄。所以，眼睛的设计方案可以是把上睑稍微往上提一点点，把睫毛做得更上翘一些，见图4-78。

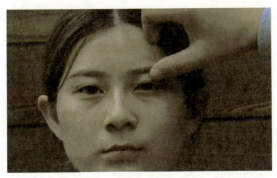

图4-78　把睫毛做得更上翘一些

6. 再看模特的鼻子。结合前面讲过的几个点，首先看鼻唇角（见图4-79），还可以，只是鼻小柱略微有一点下垂，可以把鼻小柱稍稍往上抬一点点。

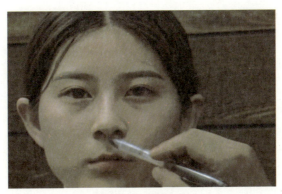

图4-79　看鼻唇角

7. 其次看鼻长度，也没有问题；再看鼻根部高度，也还可以。但是从侧面看，驼峰有点凸，即骨性鼻骨的地方有点凸，呈一个向下的弧度。所以要把鼻子的弧度变成向上，整个人看起来就会温柔很多，再把鼻尖适当往上抬一点，就会好看很多。

8. 从正面来看，鼻头部分稍稍有一点点大，可以做得略微窄一点。

9. 鼻翼沟的形态并不是很清晰，可以做得更加清晰一点。另外，鼻翼稍稍有一点点宽，可以缩短 2~3 毫米。

10. 模特的鼻孔形态还可以，但是可以把鼻内侧这部分稍微降低一点点。

案例分析

【案例一】模特额最大宽显得很宽，额最小宽还可以，面宽偏宽，所以要适当减少面宽，见图4-80。

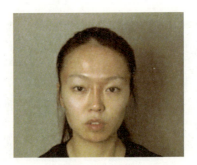

图4-80　正面

从侧面看，模特的下颌偏短，所以下颌需要拉出来一些。鼻子偏短，颜面角偏低，所以要增加额头的宽度，要降低颧弓的颧点，见图4-81。

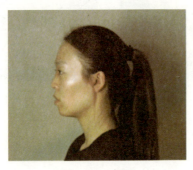

图4-81　侧面

从 CT 上看，模特两侧颧弓高度不一样，见图 4-82。实际上，不对称是绝对的，对称才是相对的。从颅骨上可以看到，模特两侧颅骨的高度也是不一样的，见图 4-83。

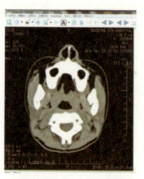

图4-82　CT检测

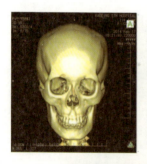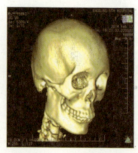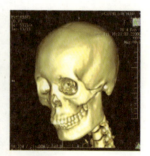

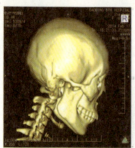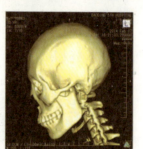

图4-83　颅骨

从三维成像看，我们可以发现该模特面部不同区域脂肪的厚度也不一样，见图 4-84。我们主要通过调节不同位置脂肪的厚度来改善头面部的轮廓。

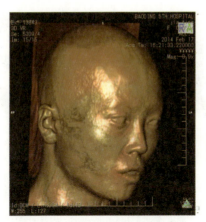

图4-84　不同区域软组织的厚度

术前设计,见图4-85。蓝色区域是要增加的,红色区域是要减少的。手术之前我给模特的头部做了一个雕塑,用雕塑做了手术演示,左侧脸是想要达到的结果,右侧脸是现状模型。

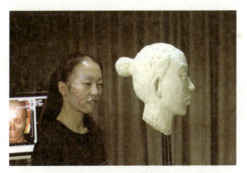

图4-85　术前设计

我们看一下手术后的恢复过程。图4-86到图4-88是模特做完手术后三天的情况。图4-89和图4-90是现在的情况,整个面部漂亮了很多。

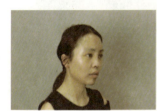
图4-86　术后第三天

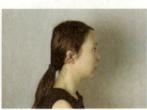
图4-87　术后第三天侧面

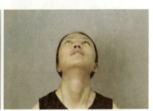
图4-88　术后第三天底面

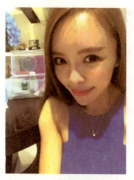
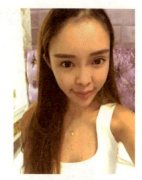

图4-89　术后恢复期　　　　图4-90　恢复期后

【案例二】图4-91中，模特的特点是颧宽并不是很宽，但是颧点有点偏低，所以我把颧点转折点向内、向上做起来。模特的额最大宽、额最小宽还可以，但是从侧面看，颜面角不够，所以我们要把她的额头做得凸起来，下颌适当增加一点，鼻子适当增加一点，见图4-92。这些点做完以后，她的整个脸看起来似乎变小了。通过对一些关键点进行调整，模特头部和面部的轮廓发生了很大的变化。绘画的时候讲求的是点线面，由点连接成线，由线连接成面，看起来很复杂的面部曲线变化可以容纳于几个大的面，这几个面的转折点就非常关键。在手术的时候如果能够准确地找到这几个转折点，并给予调整，会有画龙点睛的效果。如果转折点找得不准确，做完以后就会很奇怪。另外，人体面部还有几个骨点，比如额结节，比如眉弓，女孩子做脂肪移植一般要弱化骨结节，类似于肉包骨的感觉，但也不能完全看不到，做成寿星头的样子，就很奇怪了，见图4-93。

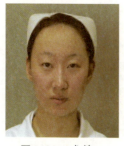
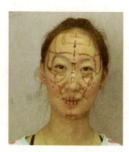
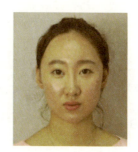

图4-91　术前　　　　图4-92　术前设计　　　　图4-93　术后

要把某个东西设计好,就必须先熟悉它,真正了解它到底是什么,需要持续投入很大的热情,才能真正彻底地搞明白。但是大多数人,不愿意花时间这样做。我的秘诀是——专注和简单。简单其实比复杂更难。你必须努力让自己的想法变得清楚、明了、简单。但到最后,你会发现值得你这样去做。因为你一旦做到了简单,你就能够搬动大山。这句话是苹果创始人乔布斯说的。他还有一句话叫"人这一辈子没有办法做太多的事情,所以每一件事情都要做到精彩绝伦"。这也是我的人生信条。

作为整形医生,并不是为了治疗疾病。阑尾炎切掉阑尾,就不会再发作了,问题也就解决了。对于整形,我一直在想人们为什么要整形,整成什么样才是人们喜欢的。我一直在反复思考这些涉及人类审美心理的问题,包括在人类漫长的发展史中,人们为什么会喜欢美的东西而不喜欢丑的东西。

如果真想把一件事情做好,一定要仔细、认真地去研究和思考,总结出其中内在的规律,在力所能及的范围之内,把每一个细节做好。长此以往,你的手术就会比别人做得更好、更精细。这既是对职业的尊重,也是对所有求美者的尊重。

第五章

眼部美学设计

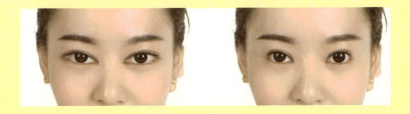

眼部美学设计的意义

讲到眼部整形，应该说国内所有的整形医生基本上都会做眼部手术，因为有一半中国人是单眼皮，另一半人里又有很多涉及各种眼部问题，比如双眼皮过窄、皮肤松弛、不对称等，所以适合做眼部手术的人群基数非常大。

不过，有些整形医生，特别是年轻医生，做完眼部整形后经常会感到困惑：手术每一个步骤都是按老师要求做的，但做完以后不仅自己觉得不好看，病人也不满意。有时候，甚至感觉术后的眼睛是楞楞的、呆呆的，还没有之前好看了。我们发现，这方面的抱怨和问题是比较常见的，做眼部整形的医生经常会遇到。而出现这类问题，很大一部分原因，还是在于没有根据求美者的实际情况进行眼部整形的美学设计。在这一章，我将分享我在眼部整形美学以及设计方面的经验，借助几个重要的眼部美学测量和相应指标进行讲解，以实现准确、完整的眼部美学设计。

眼部整体轮廓

眼部的美学设计，既不能凭感觉进行，也不能凭经验进行粗略的估计，需要以精确的测算和数值作为基础。只有这样，才能保证治疗有良好的效果。在眼部整体轮廓方面，有眼睛长度、眼睛高度、眼球凸度、内外眦连线与水平线的夹角、内眦睑裂角、外眦睑裂角、上下睑缘弧度、上下睑缘长度比、上睑各个层次组织量等关键指标。

眼睛长度。对于眼部美学，我认为最重要的标准是眼睛的长度。关于眼睛的长度，传统的说法是"三庭五眼"，也就是说整个面部的宽度相当于五个眼睛的宽度；而两个眼睛之间的宽度，等于或者略微大于一个眼睛的宽度。

我们观察中国人的眼睛，发现绝大多数人的内眦距离要稍稍大于一个眼睛的长度，但一般不要等于一个眼睛长度的1.3倍。因为人的脸宽是有区别的，眼睛长度一般在30~34毫米，是比较能带来美感的。

图5-1所示两个眼睛的长度均大于两个眼睛之间的距离。很多女孩子做眼部整形，要开内眼角、外眼角，想把眼睛尽量做长，但把眼睛做得过长反而显得不自然。过犹不及，必须保持一个适当的比例，可以略微大一点，但过大就不自然了。图5-2所示眼睛比较短，内眦间距远远大于一个眼睛的宽度，这种情况就是我们开内眼角的手术适应症。

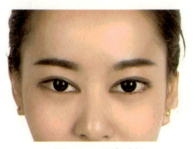 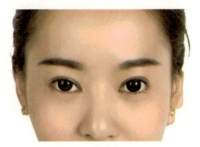

图5-1　眼睛过长　　　　　　　　图5-2　眼睛过短

眼睛高度。就眼睛高度而言，很难有准确的数值，一般眼睛高度和眼睛长度的比例接近1∶2，大约10~20毫米。如果比例大于1∶2，眼睛看起来比较圆；如果小于1∶2，看起来有点眯缝眼。

图5-3所示眼睛过高，但长度不够，整个眼睛看上去有点圆。图5-4所示眼睛长度要远远大于高度，看起来就有点眯缝眼。所以，整个眼睛的轮廓中，眼睛的长度和高度是最主要的。

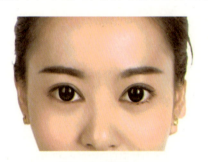 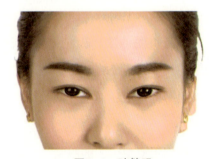

图5-3　圆眼　　　　　　　　　　图5-4　眯缝眼

眼球露出率（角膜露出率）。正常情况下，上睑缘应该遮盖黑色眼球1~2毫米。下睑缘基本上与黑眼球边缘平行，或者稍稍露出0.5~1毫米，这就是角膜露出率。很多年轻医生在做眼部整形时，没有特别关注这一点，但角膜露出率对眼部形态非常重要。

图5-5所示是轻度角膜遮盖。图5-6所示遮盖稍微多一点儿。图5-7所示遮盖非常严重。我们在做眼部整形手术时，一定要把角膜露出率矫正过来，角膜遮掩不宜过多，否则给人睁不开眼、很疲惫、有点衰老的感觉。

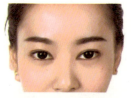 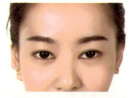 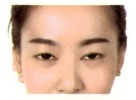

图5-5　轻度角膜遮盖　　图5-6　中度角膜遮盖　　图5-7　重度角膜遮盖

眼球凸度。年轻女孩子都喜欢眼窝深一点，眼睛显得更有神，很多明星的眼睛就是有一点点凹的。有的人眼球凸出，见图5-8。眼球凸出有几种原因，第一种原因是先天性眼凸；第二种原因是重度近视，因为近视后眼球的前后径会慢慢变长；第三种原因是甲亢，甲亢会伴有眼球凸出。

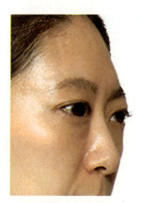

图5-8　眼球凸出

对于眼球凸出的病因，做手术之前一定要详细询问是否有甲亢病史。眼凸的人，怎样才能塑造出深邃的眼神，是我们经常会处理、会做的，那如何处理的问题可以留待各位读者讨论。

内外眦和上下睑

内外眦连线与水平线的夹角。内外眦连线与水平线的夹角即内眼角、外眼角与内眦连线之间的夹角,见图5-9、图5-10。这一夹角在内外眦和上下睑部位的美学分析中具有重要意义。

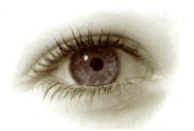 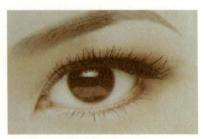

图5-9 内外眦连线与水平线的夹角1　　图5-10 内外眦连线与水平线的夹角2

西方人或白种人,也就是高加索人种,这个夹角接近于水平,而黄色人种一般在10°左右。图5-11所示的夹角就接近水平线。但这个角度不能过高,如图5-12所示过高,看起来就像"狐狸眼",整个人会有过于妩媚的感觉。

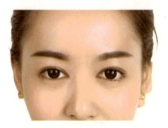 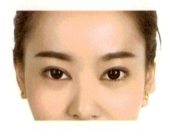

图5-11 夹角接近水平线　　　　　　图5-12 夹角超过10°

内眦睑裂角。内眦睑裂角也就是上下睑缘形成的角。这个角度一般在48°~55°。图5-13所示内眦睑裂角超过55°，看起来就是眼角豁开了的感觉。图5-14所示内眦睑裂角则过小或过尖。

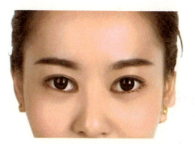
图5-13　内眦睑裂角超过55度

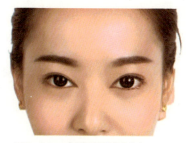
图5-14　内眦睑裂角过小

这涉及开眼角的手术问题，我们在做开眼角手术时，把内眦点往中间移以后，还要保证内眦睑裂角在48°~55°，过大或者过小看起来都是不自然的。

关于什么情况需要开内眦，我觉得也有几个标准：第一，存在着明显的内眦赘皮；第二，内眦间距/眼裂宽度大于1.3个眼睛宽度；第三，看瞳孔内外侧比例，如果内侧白眼球量偏少，开内眼角就会更自然；第四，内眦间距大于36毫米。

外眦睑裂角。外眦睑裂角一般要比内眦睑裂角稍微大一点，角度大约在60°~70°。如果外眦睑裂角开得过大，见图5-15，看上去就是豁开了的感觉。但如果过小，见图5-16，可能就会给人一种太尖锐、太窄的感觉。

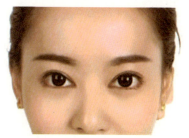
图5-15　外眦睑裂角过大

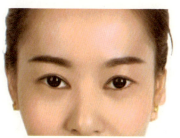
图5-16　外眦睑裂角过小

上下睑缘弧度。不懂画画的人画眼睛往往是个圆形。仔细观察会发现，上下睑缘的弧形是有变化的，上睑缘最高点一般在2/5和3/5的位置，下睑缘最低点也是在3/5和2/5的位置。所以画眼睛应该是图5-17这样的形状，才是比较生动的眼睛。不同的人，睑缘的弧度和高度要有所变化。

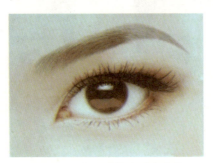

图5-17　上下睑缘度弧度变化

图5-18所示的睑缘高点位于眼睛的1/2处，看起来就很奇怪，似乎不协调。但很多人都不知道问题出在哪儿。图5-19所示的睑缘高点又低于眼睛的1/2，也很不自然。

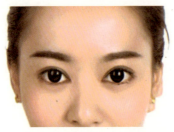 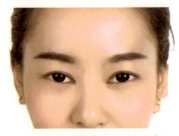

图5-18　上下睑缘高点位于眼睛1/2　　图5-19　上下睑缘高点低于眼睛1/2

在绘画以及化妆中，睑缘的弧度变化也可以刻画一个人的心情和性格。很多日式美女的眼睛是"上弧下平"，即上睑缘更弯，下睑缘更直，看起来就是"阳光型"的日式美女。所谓日式眼整形、韩式眼整形，其实就是把不同形态总结出来形成一种规律。

有的人眼睛弧度上直下平，给人一种强势女性、女王的印象，有种蔑视众生的感觉。眼睛是心灵的窗户。我们可以通过对眼睛不同细节的调整来体现人的性格、想法、情绪。图 5-20 所示的上下睑缘，上直下弯，就给人一种很强势的感觉。

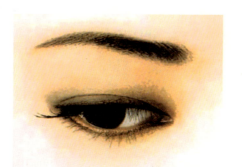

图5-20　上下睑缘，上直下弧，给人很强势的感觉

上下睑缘的长度比。一般而言，男性的上睑缘比下睑缘要稍微长一点点，女性的上下睑缘的长度则是比较接近的。上下睑缘的长度比例也可以用来刻画人的情绪。

调整上睑

我们知道,99% 的高加索人种都是双眼皮。而中国人属于蒙古人种,大约有 50% 的人是单眼皮。为什么中国人要做双眼皮?这其中更多的是"文化崇拜"。年轻人崇尚好莱坞的自由文化,也倾向于模仿这种文化,所以这源自深层次的文化力量。

有一句话叫"民族的才是世界的"。图 5-21 所示就是典型的东方美女,眼睛眯成一条线,鼻子塌塌的、扁扁的。我们仔细观察,会发现这种脸型是一个非常标准的西方人的脸型,但眼睛和鼻子却是典型的东方人的。

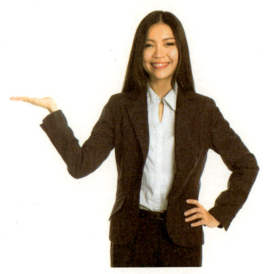

图5-21 典型的东方美女

所以你喜欢的东西一定跟你有某些方面相似,你不可能喜欢一个与你完全不同的人。这个人与你不同,但又具备你不拥有的东西,你才会喜欢她/他。

上睑各个层次组织量。从解剖上讲,上眼睑包括表皮层、真皮层,表皮层、真皮层下面有一层薄薄的脂肪,眼轮匝肌层下面又有一层眼轮匝肌下脂肪层,另外,从数量上变化比较多的就是眶隔脂肪,然后是提上睑肌。不同的人,上眼睑厚度是不一样的(见图5-22至图5-24)。有一种人是肿泡眼,就跟眶隔脂肪有关系。还有一种人是眶骨外缘先天偏下,看起来好像皮肤很厚,实际上是骨头的问题。做眼部整形手术一定要考虑到各种情况。相对来讲,各个组织层次薄一点,眼睛会显得更灵动一些,但是过薄也会引起粘连。大家做手术时还要注意一个问题:有些人是先天性上睑凹陷,就是上睑脂肪比较少,随着年龄的增加或者熬夜比较多凹陷会变得越来越严重,同时会伴有眼睛干涩、乏力(这是因为上睑脂肪位于肌肉和肌肉之间,起到一个润滑的作用,如果脂肪量减少,肌肉和肌肉之间就会形成粘连)。对于这种情况,就可以考虑精细的眶上脂肪移植。

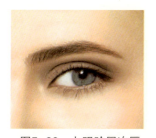 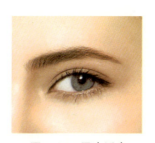 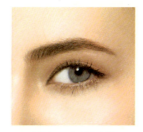

图5-22　上眼睑层次厚　　　图5-23　层次适中　　　图5-24　层次薄

做双眼皮或重睑手术,涉及调整上睑各个层次组织量,这是手术成功的关键。当然,重睑手术看似是一个最简单的手术,同时也是最复杂的手术。如果想做好,一定要关注并处理好每一个细节,手术才能比别人做得更好。总结而言,做重睑手术至少可达到以下11种效果。

1. 加长眼睛长度，改善整个脸部的容貌。

2. 抬高眼睛高度，使眼睛看起来更大。

3. 增大眼球露出率。

4. 缩短两眼之间距离。

5. 睫毛上翘增加眼睛动度或动感。

6. 形成重睑线。

7. 增强眼部立体感。

8. 调整眼睛形态，使之与整个脸部协调。

9. 调整眼裂连线与水平线的夹角。

10. 调整眼球凸度，使眼睛更柔和。

11. 调整眉眼间距和角度。

眉毛、睫毛等影响美观的眼部因素

睫毛。睫毛在眼部美容中扮演着重要的角色。图5-25表明女性可以通过刷睫毛来拉大眼睛的长度和高度。

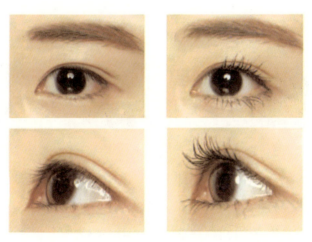

图5-25　刷睫毛可以拉大眼睛的长度和高度

女孩子化妆有一个重要步骤，就是刷睫毛膏或者夹睫毛。为什么要有这个步骤呢？第一，很多女孩子的睫毛是向下的，或者相对水平。这样别人要先看到睫毛，才能够看到眼球。就像窗子外面隔着一层纱，里面的东西看起来总会有些模糊。刷完睫毛膏或者夹完睫毛以后，睫毛上翘，可以直接看到眼球，眼睛就会变亮。实际上眼球本身并不会变亮，而是去掉睫毛的遮挡，就会感觉眼睛变亮。

第二，睫毛从平直变上翘，眼睛就会显得忽闪忽闪的。有句话叫"漂亮的眼睛会说话"，睫毛上翘可以放大眼睛的动作。

第三，当睫毛上翘或者画眼线、戴假睫毛后，眼睛的长度和高度被拉伸，就可以让眼睛在整个面部的比例占得更大。眼睛变大以后，脸就会显小一些，所以睫毛非常重要。

角膜直径。角膜直径指的是黑眼球的直径，对于眼部的美观会产生一些影响。角膜正常直径是 12 毫米，见图 5-26。角膜直径过小或者过大，都不是很好看。图 5-27 所示角膜直径偏大，图 5-28 所示角膜直径小。但一般来讲，角膜直径偏大一点，眼睛会被放大。这样就好理解，为什么很多女孩都喜欢戴美瞳。因为美瞳有两个效果：一是颜色变化，二是放大角膜直径，让眼睛变大。

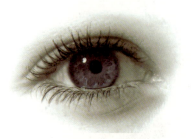
图5-26　角膜直径
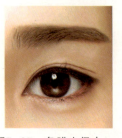
图5-27　角膜直径大
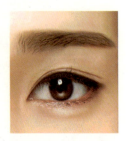
图5-28　角膜直径小

我们做整形手术一定要思考，为什么要这么做？目的是什么？眼睛化妆和不化妆会有很大的区别，所以女孩子喜欢戴美瞳有很深的美学理论依据。实际上，整形手术就是要把平时化妆的效果做成永久的，这就是整形的魅力所在。

眉眼间距。眉眼间距就是上睑缘和眉毛之间的高度，见图 5-29。一般男性在 11~12 毫米，女性在 13~14 毫米。眉眼间距偏大，眼睛给人的感觉下垂、松弛，整个人就会看起来很疲惫、衰老。眉眼间距过窄，就会给人强势、瞪眼的感觉。当然还有种族差异，相对来讲白色人种眉眼间距较近，黄色人种眉眼间距要远很多。

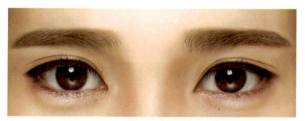

图5-29　眉眼间距

双眼皮手术的美学原理，首先是形成皱褶，使眉眼间距缩短；其次使皮肤松弛的人去掉部分皮肤，整个眼睛形态会更好。

眉毛与睑缘的距离和角度，见图5-30。眉毛与睑缘之间的距离之前讲过，现在看眉毛的角度和眼睛的角度。不同的眉毛角度可以刻画不同的情绪。一般来讲，眉毛和内外眦连线的夹角，中国人大概是10°左右，整体眉毛轮廓与水平线的夹角一般是15°~20°，这是看上去比较漂亮的一个角度。

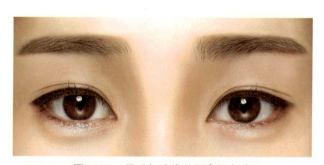

图5-30　眉毛与睑缘的距离和角度

大多数医生在日常生活中接触最多的是双眼皮手术。但在中国古代，单睑细目才是女性美的象征。在元朝或唐朝的壁画中，女性的形象以单眼皮、长眼睛为美，见图5-31。为什么现在女孩子都要做双眼皮？

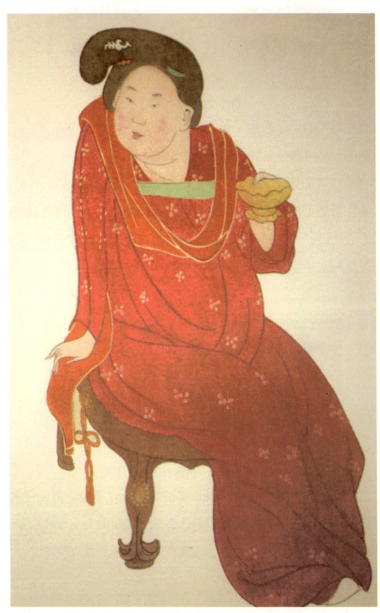

图5-31 古代美女

案例分析

我们来看一个案例，见图 5-32 和图 5-33。模特单眼皮、上睑下垂，也就是上眼皮盖着的黑眼球偏多；更重要的是，一个眉毛高，一个眉毛低；一个眼睛斜、一个眼睛平。从视觉心理来讲，人的视觉对于高低并不敏感，对于角度非常敏感。从照片来看，脸部两侧的不对称问题非常明显，而且脸两边的大小不太一样。这个问题该如何解决？通过CT可以发现，模特头颅的颅骨两侧有明显的不对称。但人的骨头很难改变，即使改变，工程量也很大。

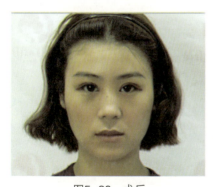
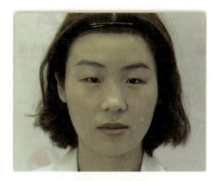

图5-32 术后　　　　　　　　图5-33 术前

一个眼睛斜、一个眼睛平，怎么才能解决这个问题呢？我的设计是使右侧内眼角向上、外眼角向下，左侧内眼角向平，就让两个眼睛的角度接近了。同时把上睑下垂、内眦赘皮的问题也全部解决了。做完以后，模特的两个眼睛不对称的问题得到了明显的改善，而且脸部不对称的问题也改善了很多。再看一下比例，眼睛的高度增加了大约16.5%，长度增加了大约12.5%，面积增加了大约1/3。当眼睛变大的时候，脸好像也变小了，这都是因为眼睛和脸的相对关系改变了。

当你看到一个案例，一定要从多个角度、多个方面一点一点地剖析它，从细节入手逐渐去改善。而不是说单纯做双眼皮或者开个眼角、做一个下置。整形医生首先要了解什么是对的，什么是我们想要的效果。然后再考虑，通过使用技术能否达到这样的效果。只有把设计和技术完美结合起来，手术才会是成功的。

眼部美学设计要点

最后，我们再复习一下本章对于眼睛美学的关注要点。

1. 眼睛的长度。眼睛的长度相当于面部宽度的 1/5。眼内眦距离一般等于或者稍稍大于一个眼睛的宽度。从数据来讲，应该是 30~34 毫米。

2. 眼睛的高度。眼睛的高度和长度的比例为 2∶1，大概在 17~18 毫米。大于 2∶1 就是圆眼，小于 2∶1 就是眯缝眼。

3. 角膜露出率。角膜露出率正常的是 75%~80%，上睑缘遮盖黑眼球 1~2 毫米。重睑手术一定要注意达到正常的角膜露出率。

4. 内眼睑裂角。也就是内外眦连线与水平线的夹角。内眼睑裂角一般在 48°~55°，大于或者小于这个角度，眼睛都会让人觉得有一些怪异。

5. 外眼睑裂角。外眼睑裂角大约在 60°~70°，大于或者小于这个角度，整个眼睛都会看上去很不自然。

6. 上下睑缘的弧度。上下睑缘的弧度对于眼睛的形态非常重要，对表现眼睛的形态、性格、年龄有很大的影响。眼睛不是正圆形的，上睑缘最高点在内侧的 2/5 到 3/5，下睑缘最低点也在外侧的 2/5 到 3/5。

7. 上下睑缘的长度比。这是更细致的要求。

8. 睫毛。做重睑手术如果能让睫毛上翘一点，或者更长一点、更浓一点，对于眼部形态也会有很大帮助。

9. 角膜直径。可以通过戴美瞳来矫正。

10. 上眼睑各个层次的组织量，也就是上眼睑皮肤质。我一直都强调，如果想做好手术，除了形态，质地也非常重要。就像一件衣服，裁剪款式很重要，料子也很重要。

11. 眼球凸度。眼球凸出有三种常见的原因：近视眼、甲亢、先天遗传。手术中一定要考虑眼球凸度的问题。眼球过凸，双眼皮过宽，就会有怒视、瞪人的感觉。

12. 眉毛的距离及角度。

13. 开眼角。开眼角的条件有几个：一是有明显的内眦赘皮，二是内眦间距/眼裂宽度大于1.3个眼睛宽度。内眦间距大于36毫米。参考瞳孔内外侧比例。

第六章
鼻部美学设计

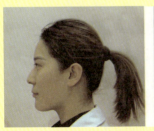
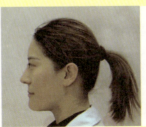
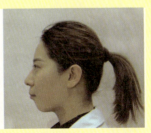

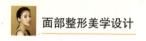
面部整形美学设计

鼻部美学设计的重要性

在这一章我分享下鼻部整形外科美学及设计的个人经验和体会。我们在装修房子之前，都需要进行设计，否则装修效果可能会不尽人意，甚至要拆掉重做。同样，整形手术前也要进行设计，如果设计方向错了，手术再努力都没用。其次，光有好的设计还不够，材料达不到要求也不行。整形外科的工艺水平、材料、操作都要符合要求。美学设计不是空中楼阁，需要用材料实现。术前对鼻部进行美学设计也具有同样的必要性。

说到美，每个人对美的理解和认识都不一样。对于鼻子也是这样的，什么形态的鼻子具有美感，也是人见人异的事。首先，每个人的天然条件不一样。不同种族、民族的面部特征也不一样。种族分白色人种（高加索人种）、黑色人种、黄色人种。高加索人种面部就比较窄、前后比较长、眉弓高、鼻子高、眼窝比较凹。这就使不同人种对鼻子的审美标准有了差异。其次，每个人对美的理解不一样。网红脸有人觉得很漂亮，有人觉得不好看。另外，还有年龄、文化的差异。日本人、韩国人和中国人对于审美的理解就不一样。说到美，究竟什么是美的，什么是不美的，到底有没有统一的标准呢？前人总结了一些基本规律，如"三庭五眼""四高三低"，但并没有准确的数据。具体到鼻子，就更是如此了。

在整形美容的临床实践中，我也经常感到困惑。经过 20 多年总结与交流，我对鼻子等局部位置的整形做了数据总结，希望能对各位读者有所帮助。鼻子是种族"说明书"，具有明显的种族、民族与地域特征。而且，与人们头部、面部轮廓的审美有明显不同，鼻子的审美还要配合其他一些因素。加上每一个人的审美观、文化、年龄、爱好等条件也各不相同，审美的差异就更大了。当然，在这些差异中，还是存在一些共性因素的。

鼻部整体轮廓

在鼻部的整体轮廓中,有一些关键的测量点或指标,对于鼻子的美和鼻部整形具有特别重要的意义。因此,在鼻部整形的术前美学设计中,首先要考虑这些地方。

鼻下点。究竟我们应该做一个什么样的鼻子?第一,我认为要确定"鼻下点",也就是要看鼻下点的位置在眉心和下颌连线的前面还是后面。我们看到,图6-1中黄色人种鼻下点大多位于眉心和下颌连线稍稍向前的位置。图6-2中白色人种鼻下点大多位于眉心和下颌连线后。图6-3中黑色人种鼻下点向前凸得比较严重,大多处在眉心和下颌连线前。在进行鼻部手术之前,首先要确定鼻下点是凸的、凹的还是平的。具体作用后面再讲解。

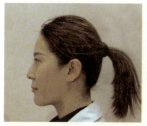
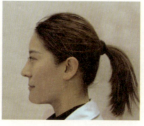
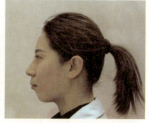

图6-1 黄色人种鼻下点　　图6-2 白色人种鼻下点　　图6-3 黑色人种鼻下点

鼻唇角。我和很多医生交流过鼻部整形手术中,鼻子的高度和长度哪个更重要。个人认为,鼻唇角才是最重要的。鼻唇角是鼻小柱和嘴唇的夹角，见图6-4。个人经验是女性鼻唇角应在95°~100°，男性应在90°~95°。

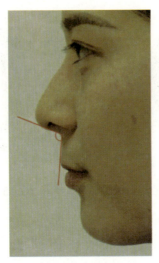

图6-4　鼻唇角

图6-5所示为鼻唇角较小，鼻尖显得下垂。一般来说，男性鼻唇角小，鼻子看起来就比较长，显得比较威猛。图6-6所示为鼻唇角略大。但女性鼻唇角过小、鼻子偏长，看起来就是整个脸往下拉，一幅不开心的样子。图6-7所示鼻唇角接近120°，看起来就像朝天鼻。所以如果想做好鼻子，首先一定要确定鼻唇角，想好鼻唇角的位置。

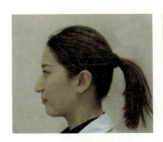 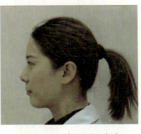 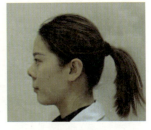

图6-5　鼻唇角较小　　　图6-6　鼻唇角略大　　　图6-7　鼻唇角接近120°

鼻长度和鼻深度。鼻长度就是鼻根点到鼻尖点的直线距离（也有人测量鼻根点到鼻尖上表现点的直线距离）。我的经验是把鼻长度做成52加减1~2毫米，是比较理想的数据。图6-8中的情况是鼻根点偏低，整个鼻子显得偏短。图 6-9 中鼻根点偏上，鼻子就会显得偏长。

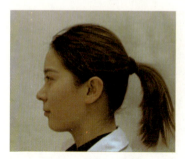
图6-8　鼻根点偏低

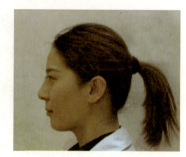
图6-9　鼻根点偏上

鼻深，通俗地讲就是鼻子的高度，是鼻下点至鼻尖点的连线在眼平面上的距离投影。一般男性是 25 毫米，女性是 23 毫米。在鼻综合手术中，大鼻子改小比较好做。最具挑战的是把挛缩鼻或者短鼻子拉长。因为会出现一个矛盾，即鼻子皮肤和黏膜的延展程度是有一定限制的。我个人的观点是：先满足鼻长度，再满足鼻高度。只把鼻高度解决了，而鼻长度不够就会形成朝天鼻。

鼻尖高低和方向。鼻尖是鼻梁下端向前下突出的部分，见图 6-10。

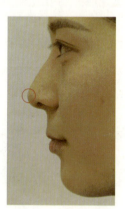
图6-10　鼻尖位置

我们看到，图 6-11 中的鼻尖就偏高。有很多人都是鼻根部的高度还可以，但是鼻尖偏低，见图 6-12。

中篇 美学设计

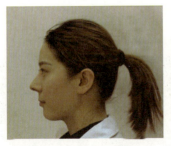
图6-11 鼻尖偏高

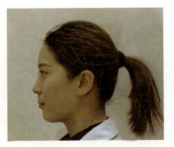
图6-12 鼻尖偏低

我们看到，图6-13中的鼻尖上翘，这是现在很多女孩子都喜欢的一种形态。图6-14中的鼻尖微微下垂。图6-15中的鼻尖下垂明显。在确定了鼻唇点之后，女性的鼻尖可以微微翘一点，男性的鼻尖可以稍微直一点，这是人们通常喜欢的鼻尖方向。

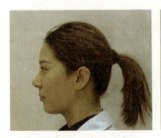
图6-13 鼻尖上翘

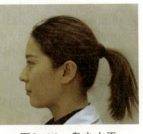
图6-14 鼻尖水平

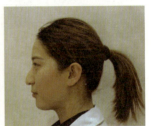
图6-15 鼻尖明显下垂

鼻背弧度（鼻背弧线）。鼻背弧度是鼻背侧面观察到的曲线所形成的弧度，可分为硬骨部、软骨部。

根据鼻背硬骨及软骨的凹凸程度可以分为：凹凹型、直凹型、凸凹型、凸凸型、凹凹型等等，这些类型我们在临床上都可以遇到，见图6-16到图6-24。图6-16是硬骨部和软骨部都为凹型的凹凹型，图6-17是硬骨部直型、软骨部凹型的直凹型，图6-18是硬骨部凹型、软骨部直型的凹直型，图6-19是硬骨部和软骨部均为直型的直型，图6-20是硬骨部凸型、软骨部直型的凸直型，图6-21是硬骨部和软骨部均为凸型的凸凸型，图6-22是硬骨部直型、软骨部凸型的直凸型，图6-23是硬骨部凸型、软骨部凹型的凹凸型，图 6-24 是硬骨部凹型、软骨部凸型的凹凸型。

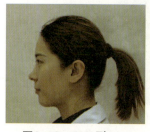
图6-16　凹凹型

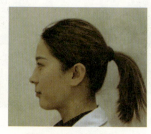
图6-17　直凹型

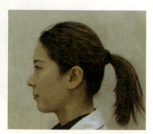
图6-18　凹直型

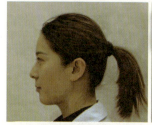
图6-19　直型

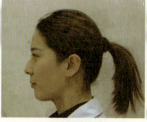
图6-20　凸直型

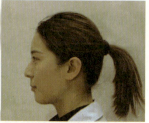
图6-21　凸凸型

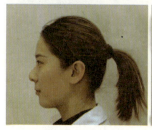
图6-22　直凸型

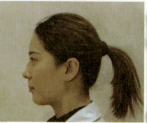
图6-23　凹凸型（波浪鼻）

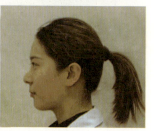
图6-24　凹凸型

小结：绝大多数女性喜欢鼻尖稍稍往上翘一点，鼻根比鼻背高 1~2 毫米，这是人们现今比较喜欢的一种鼻型。当然这和个人年龄、喜好都有很大的关系。

我认为一个成功的手术要获得三类人满意，第一，医生本人满意，技术上没有问题；第二，求美者自身满意；第三，每个人的审美虽不同，但还是要尽量做到周围人满意。整形医生尽量不要满足那些很怪异的、特别的要求，至少要大致符合大众审美。

鼻根高度。鼻根高度是指鼻根在两眼内角连线上的垂直高度，见图6-25。

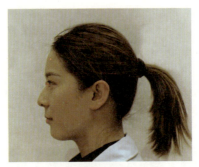

图6-25　鼻根高度

根据鼻根高度的不同，可分为高、中、低三种类型。图6-26鼻根较低。图6-27鼻根适中。图6-28鼻根偏高。有些整形医生对于鼻根高度理解不够，要么做得偏低，要么做得偏高。偏高一点，鼻额角就形成一个比较直的角度，看起来像阿凡达，并不是很好看。

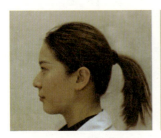 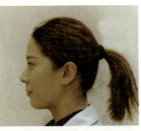 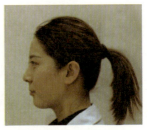

图6-26　鼻根偏低　　　　图6-27　鼻根适中　　　　图6-28　鼻根偏高

鼻尖形态或形状。鼻尖其实是一个小的平面，包括鼻尖上下的表现点和鼻尖两侧的表现点，这样形成一个小小的菱形，见图6-29。

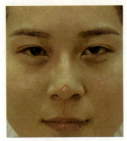

图6-29　鼻尖和鼻尖表现点

鼻尖这个菱形面积应该是多少？我认为直径10~12毫米比较合适。但是东方人和西方人的鼻尖不一样，东方人皮肤偏厚，西方人偏薄，很难有通用的数据。

我们看到，图6-30属于鼻尖部分偏小一点，又小又尖的情况。图6-31鼻尖部分比较适中。图6-32鼻尖部分就有点偏大了，在做鼻部的整形手术时，这种情况就需要把鼻尖稍微做小一点点。

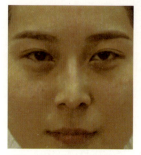 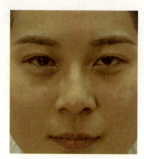 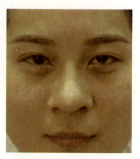

图6-30　鼻尖小而尖　　图6-31　鼻尖大小中等，　　图6-32　鼻尖肥而大、圆
　　　　　　　　　　　　　　　　圆尖适度

鼻中部宽度。鼻中部宽度指的就是两侧眶下缘位置的鼻骨的宽度，见图6-33。从正面来看，决定鼻子形态的要素有三个：鼻根部的宽度、鼻中部的宽度、鼻尖部的宽度。

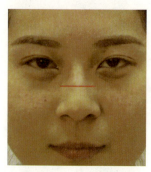

图6-33　鼻中部宽度

图6-34的鼻中部偏宽，如果想让鼻子看起来更秀气一点，就需要做截骨。图6-35的情况就属于偏窄。很多情况下假体雕刻得不够好，导致

做完整形手术的鼻子在这个位置就会有一点偏窄。

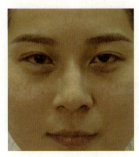 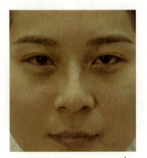

图6-34　鼻中部偏宽　　　图6-35　鼻中部偏窄

鼻根部或鼻根部宽度。鼻根部宽度是指两个内眦之间的连线位置的鼻骨宽度，见图6-36。

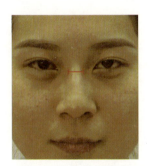

图6-36　鼻根部宽度

图6-37属鼻根部偏宽，图6-38属鼻根部宽度适中。鼻根偏宽有几种情况：一种情况是先天鼻根偏宽，但实际生活中相对少见；很多情况是反复注射玻尿酸或注射位置不对，打奥美定较长时间后鼻子也会变宽。鼻根太宽，整个人看起来有点不够聪明、蠢蠢的感觉。图6-39属鼻根偏窄。很多人鼻根偏窄的原因是假体偏窄，导致鼻子看起来就像一根棍子。对中国人来讲，13毫米为一个比较恰当的鼻根宽度，假体最宽处也不要超过11毫米。当然这只是我的个人经验，每个人的标准不太一样。

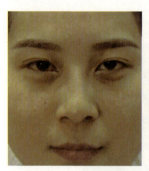	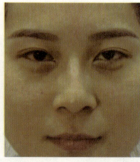	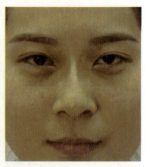
图6-37　鼻根偏宽	图6-38　鼻根宽度适中	图6-39　鼻根宽度偏窄

鼻头的形态和美学

鼻翼宽度。鼻翼宽度指的是两个鼻翼点之间的宽度。

鼻翼宽度应该是多少呢？有人认为鼻翼宽度与内眦宽度接近，但绝大多数人的鼻翼宽度比内眦宽度要略宽，见图6-40。图6-41鼻翼偏宽，图6-42鼻翼偏窄。通常认为，35毫米是比较恰当的一个中国女性鼻翼宽度。

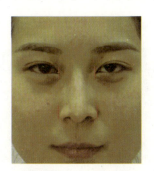

图6-40　鼻翼宽度

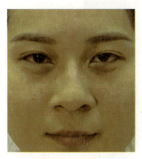 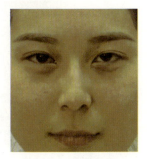

图6-41　鼻翼偏宽　　　图6-42　鼻翼偏窄

鼻翼高度。鼻翼高度指鼻翼下缘到鼻翼沟的最大垂直距离，见图6-43。

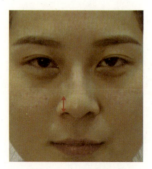

图6-43　鼻翼高度

图6-44属鼻翼低，鼻翼高度占了鼻高的1/5。图6-45属鼻翼高度中等水平。图6-46属鼻翼较高。正常情况下，鼻翼高度占鼻高大约1/4，这个比例相对较好。有些鼻软骨发育较强的人，鼻翼高度甚至接近鼻高的1/3，看起来鼻翼偏高，手术时就需要适当减少。

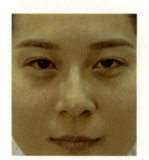 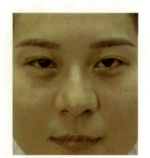

图6-44　鼻翼低　　　　图6-45　鼻翼高度中等水平

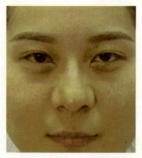

图6-46　鼻翼高

鼻翼沟。鼻翼沟是指鼻翼左右两侧边缘的位置，见图6-47。

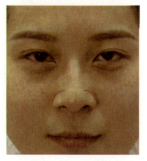

图6-47　鼻翼沟

鼻翼沟发育程度。鼻翼沟按照发育程度分为三个类型：鼻翼沟不明显，如图6-48中侧鼻和鼻翼软骨的界限不清晰，看上去像连成了一片。图6-49的鼻翼沟中等明显。图6-50的鼻翼沟较为明显。

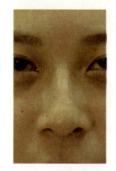 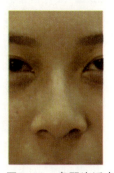 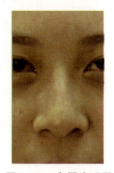

图6-48　鼻翼沟不明显　　图6-49　鼻翼沟适中　　图6-50　鼻翼沟明显

实际上，鼻子的各个亚单位轮廓清楚些会更好看。临床上最常见的就是鼻翼沟不清楚，同时伴有鼻头肥大的状况。做手术时，要把侧鼻软骨和鼻翼软骨中间的粘连尽量打开，把鼻翼沟形态尽量塑造出来。

鼻翼缘。鼻翼缘是鼻翼的边缘部位。有时会出现后缩或退缩的情况，被戏称作"猪鼻子"，这种情况需要修复。

鼻翼凸度。鼻翼凸度是指鼻翼点两侧最凸点的位置的情况，比鼻翼点稍稍宽一点，见图6-51。

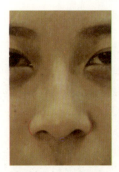

图6-51　鼻翼凸度

鼻翼凸度一般分为三种情况：鼻翼不凸（见图6-52）、鼻翼较凸（见图6-53）、鼻翼很凸（见图6-54）。在做鼻翼整形时，让鼻翼不凸或者微凸一点会比较漂亮。

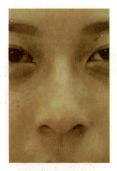 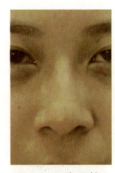 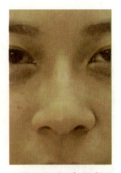

图6-52　鼻翼不凸　　　图6-53　鼻翼较凸　　　图6-54　鼻翼很凸

小柱小叶比例。鼻底上半部叫鼻小叶，下半部叫鼻小柱。二者的比例，就是小柱小叶比例，见图6-55。这个比例，一般是小叶要小于小柱的高度，最佳比例是黄金分割比。

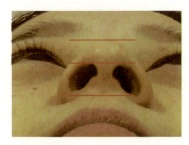

图6-55　小柱小叶比例

有些人鼻子比较凹陷，在鼻小叶部分做了耳软骨软组织移植，小叶的高度相对小柱的高度就会增大，鼻头看起来比较肥大，这样就不够自然。所以我们做鼻综合时，一定要考虑小叶和小柱的比例关系，见图6-56和图6-57。

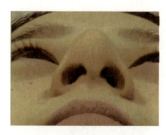 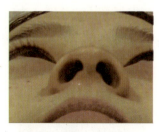

图6-56　鼻小叶比例过大　　　图6-57　鼻小叶比例过小

鼻小柱宽度。见图6-58。严格来讲，鼻小柱的宽度应比鼻孔稍窄一点点。如果鼻小柱过宽，鼻孔就会显小；如果鼻小柱太窄，鼻子看起来会有点纤细，也不够好看。

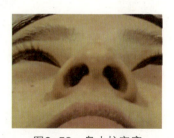

图6-58　鼻小柱宽度

鼻小柱、鼻翼缘和鼻翼的相对关系。鼻小柱、鼻翼缘和鼻翼有几种相对关系，见图6-59。

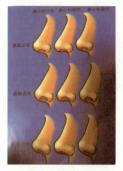

图6-59　鼻翼和鼻小柱的相对关系

图 6-60 的鼻翼正常、鼻小柱正常，这是一个基本正常的形态。一般来讲，鼻翼缘比鼻小柱和鼻翼略后 1~2 毫米。图 6-61 鼻翼正常，鼻小柱退缩。图 6-62 鼻翼正常，鼻小柱悬吊，鼻小柱整个垂下来。像这种情况，我们就需要根据鼻子的长度，决定是把鼻小柱向上提一些，还是向下降一些，具体做法要根据鼻小柱的长度决定对策。图 6-63 鼻翼退缩，鼻小柱也退缩。像这种情况，在做手术时，就需要使鼻翼缘和鼻小柱都向下降。

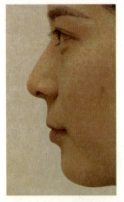
图6-60　鼻翼正常，鼻小柱正常

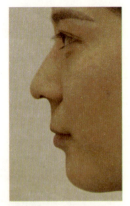
图6-61　鼻翼正常，鼻小柱退缩

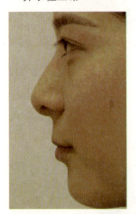
图6-62　鼻翼正常，鼻小柱悬吊

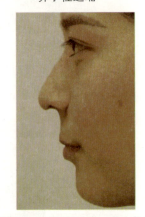
图6-63　鼻翼退缩，鼻小柱退缩

图 6-64 鼻翼退缩，鼻小柱悬吊。鼻翼和鼻小柱的距离一般不超过 2~3 毫米。图 6-65 鼻翼悬吊，鼻小柱正常。这种情况，就需要把鼻翼位置往

上推。图 6-66 鼻翼悬吊，鼻小柱退缩。这种情况，整体都要往上提。图 6-67 鼻翼悬吊，鼻小柱也悬吊。图 6-68 鼻翼缘退缩，鼻小柱正常。

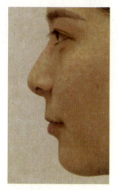 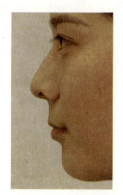

图6-64　鼻翼退缩，鼻小柱悬吊　　　图6-65　鼻翼悬吊，鼻小柱正常

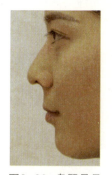 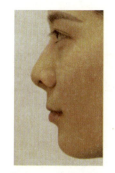 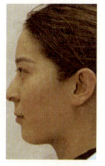

图6-66　鼻翼悬吊，鼻小柱退缩　　　图6-67　鼻翼悬吊、鼻小柱悬吊　　　图6-68　鼻翼缘退缩，鼻小柱正常

鼻孔形态或形状。从鼻子底面可以看到鼻孔。根据形状，鼻孔分为以下几种：圆形鼻孔、方形鼻孔、椭圆形鼻孔、三角形鼻孔、卵圆形鼻孔，见图 6-69 到图 6-73。中国人一般比较喜欢椭圆形或者卵圆形鼻孔，认为这种鼻孔比较美。

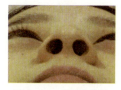 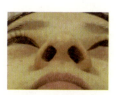 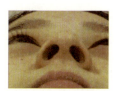

图6-69　圆形鼻孔　　　图6-70　方形鼻孔　　　图6-71　椭圆形鼻孔

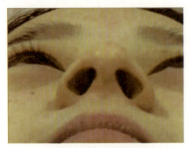
图6-72 三角形鼻孔

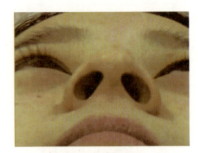
图6-73 卵圆形鼻孔

根据鼻孔最大径的方向,可以分为横向鼻孔、斜向鼻孔、纵向鼻孔(见图6-74到图6-76)。在做鼻部综合整形时,随着软骨支撑的变化,鼻孔形态会发生很大改变。成功的鼻部整形手术一定是从每一个角度观察鼻子都很好看。中国人一般比较喜欢斜向鼻孔,而高加索人种更倾向于纵向鼻孔。

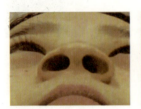
图6-74 横向鼻孔

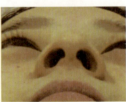
图6-75 斜向鼻孔

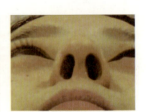
图6-76 纵向鼻孔

鼻的质地和基底凹陷

鼻背皮肤质地。每个人鼻子的皮肤厚度是不同的,有的人偏厚,有的人偏薄。在同一个人的鼻子中,驼峰位置的皮肤是最薄的,上边和下边都要偏厚一点点。在做鼻部整形手术时,考虑鼻子皮肤的厚度,放入不同的材质,得到的效果也不同。硅胶、玻尿酸时间长了可能会有透光问题,膨体和自身的材料会更好一些。对于皮肤特别薄的情况,建议用筋膜包裹假体,整个鼻子的形态会更好。

有一部分医生喜欢用自体肋骨增加鼻子高度,但自体肋骨的缺点是远期容易变形,尤其是对于原有基础比较差、增加高度很高的情况,后期变形的概率会更高。还有人选择用自体脂肪。自体脂肪的优点是自身的组织,不会排异,不容易感染,不用担心外伤,也不会变歪。但自体脂肪也有两个问题:第一个问题是每次成活的脂肪高度是有限的;第二个问题是堆积在鼻背部的脂肪过多,就会使鼻子完整的轮廓和线条的感觉不明显,所以只适合鼻根部增加不多的情况。

鼻基底位置。鼻基底位置就是鼻与上唇相连的基底部分,主要指的是外鼻,就是鼻子从外面能看到的那一部分,见图6-77。

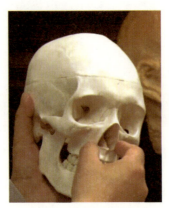

图6-77 鼻基底位置

鼻基底凹陷，见图6-78。有的人上颌骨发育不好，造成鼻基底凹陷，看起来鼻唇沟比较明显。很多人认为鼻唇沟是老年人的专利，但很多20岁左右的人鼻唇沟也非常明显，显得憔悴、衰老，没精神。当然，鼻基底凹陷除了梨状孔周围骨组织凹陷，还有其他原因：①鼻唇沟外侧脂肪过多；②肌肉的原因，当我们大笑的时候，鼻唇沟就会加深，就是肌肉收缩造成的；③年龄稍大一点的，还有中面部下垂的原因。在做鼻部的整形手术时，可以尽量考虑把鼻基底抬高一点，看起来会更漂亮，韩国人把这个叫富贵手术。

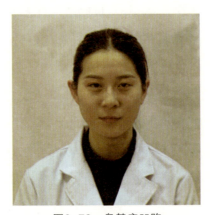

图6-78 鼻基底凹陷

鼻基底凹陷的解决方法：①脂肪移植。优点：自身的材料，成活后永久。缺点：这个区域经常运动，成活率低，脂肪会向鼻唇沟外缘移位。②使用玻尿酸。优点：简单方便，恢复期短。缺点：当我们不断吃饭、说话和做表情时，由于肌肉牵拉和收缩的原因，玻尿酸会移位。刚开始注射后效果还不错，过几天效果就不明显了，甚至还会加重。③植入假体，主要有硅胶假体和膨体，硅胶假体的缺点也是远期容易出现移位，所以更推荐使用膨体。

在做鼻部整形手术时，我们能够关注的细节越多，能够想到的问题越多，能够解决的问题越多，最终手术效果就会更好。

鼻部美学设计总结

鼻部整形手术非常具有挑战性，其难点在于，并不是我们想做成什么样就可以做成什么样。其中，有上颌骨的问题、皮肤张力的问题、黏膜的问题，并不是想拉多高就拉多高，想拉多长就拉多长，这受到许多先天条件的限制。

另外，鼻部整形手术结束后鼻子还会不断变化。虽然刚开始，我们可以把软骨支架搭建得很好，但时间长了以后，由于收缩力量的原因，鼻子可能会发生支架偏斜、假体移位等问题。

本章主要是给读者提供一个鼻部整形的设计思路。下面对本章的要点再复习一下。

1.首先确定鼻下点。确定鼻下点与眉间到下颌连线的相对关系。白色人种鼻下点相对偏后，黄色人种偏前一点，黑色人种更偏前一点。我们不能仅把目光放在鼻子上，更多要考虑眉间点以及颏前点的位置。

2.确定鼻唇角。鼻部整形手术最主要的是要把鼻唇角恢复正常。中国女性一般建议在95°左右，男性在90°~95°，过长和过短都不好看。

3.然后确定鼻长度。鼻长度主要是指鼻根点到鼻尖点的距离。有的人鼻中部（鼻中部是指眉间点到鼻下点的距离）偏长，有的人偏短。对于鼻中部过长的人，可以把鼻长做得短一点点，让鼻中部没有那么长。对于鼻中部高度不够、五官很紧凑的人，可以把鼻子略微拉长一点点，让脸看起来更长一些。

4. 鼻深度。鼻深度就是鼻尖高度，一般男性 25 毫米、女性 23 毫米为宜。要提醒各位读者的是，由于皮肤张力有限，首先要满足鼻子长度，其次满足鼻子高度，这个很重要。

6. 鼻尖方向。鼻尖方向分为下垂、向上和前上几种。年轻的女孩子一般比较喜欢稍稍上翘一点，看起来俏皮可爱。年龄大的人就不要做得太翘了，否则跟整体风格不协调。

7. 鼻背弧线。鼻背的硬骨部分、软骨部分都有直、凹、凸三种情况，共构成了 9 种组合。无论何种组合，女孩鼻子的弧线可以微翘一点点。当然根据年龄、喜好的不同，翘的程度可以不太一样。一般来讲，女孩子的鼻子稍稍直一点点也可以。鼻尖部分比鼻背部分稍微高 1~2 毫米是目前大家比较喜欢的一种鼻背弧线类型。

8. 鼻根高度。很多整形医生有一种认识误区：认为女孩子喜欢高鼻梁，所以就给她做得高高的。一定要结合前边的几个数据，再决定鼻根部的高度。做得太高就成了阿凡达，做得太低可能难令人满意。

9. 鼻尖形态。鼻尖形态可以分为大、中、小三种。现在流行的网红鼻都把鼻尖做得尖尖的，看起来很翘，但给人感觉很不舒服。从传统面相学来看，年龄比较大的人是不喜欢这种形态的。而对于鼻头比较肥大的人，则要适当做鼻头缩小手术。

10. 鼻中部宽度。鼻中部宽度主要指鼻骨的宽度。鼻中部过宽的人，建议做截骨手术。而某些鼻根部偏宽的人，可以适当增加假体高度，鼻中部的宽度看起来就会减少。在不能接受鼻骨手术时，这也是一个折中的方法。

11. 鼻根部宽度。鼻根部宽度也就是两个内眦连线之间的宽度。鼻根部太宽，鼻子看起来很臃肿；太窄，看起来不自然。我认为，这个数据大约在13毫米较好。

12. 鼻宽。鼻宽也就是鼻翼两侧点之间的宽度。个人认为35加减1~2毫米是比较恰当的。当我们搞不清楚比例时，可以用数字来套。这个数字可能不是最好的，但不会有大的偏差。

13. 鼻翼的高度。

14. 鼻翼沟发育程度。对于鼻头肥大或者鼻翼沟形态不好的人，在做手术时，需要尽量做一些调整。

15. 鼻孔的形态。只是正面好看或者侧面好看，一抬起鼻子很怪，也是不漂亮的。

16. 小柱小叶的比例。鼻小柱小叶的比例，就是抬头可见的鼻底上部和下部的比例。一些手术希望通过鼻尖部的软骨或假体的填充来修整，虽然从表面上看鼻尖抬高了很多，但是仰头时发现小柱小叶的比例失衡，整体看起来也是不漂亮的。

17. 鼻翼、鼻小柱、鼻翼缘的相对关系有9种组合，我们根据不同的情况也要采取不同的手术方案。

18. 质地。每一种材料都有自身的特性。总的选材原则是做完后不要让人看出来，如果透光或者轮廓感不好，都不是特别理想。

19. 鼻基底凹陷。鼻基底凹陷就是两侧鼻翼的位置凹陷。进行鼻部整形时如果能够同时解决，整体效果会更好一些。

第七章
下颌美学设计

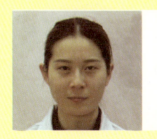
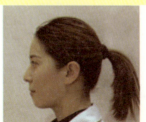
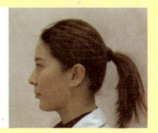

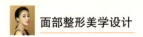
面部整形美学设计

下颌部位的设计很重要

    下巴或下颌部位的位置与形状，对于鼻子与脸庞的轮廓，有着举足轻重的作用。对女人来说，鼻子与下巴所构成的曲线往往是决定脸部美感的一项最重要因素。无论多美的脸，如果没有一个精致的、略尖和略朝上的下巴，那一定是美中不足的。有人如此描述美人的下巴：瓜子脸的最尖端，美丽的萃取，精髓的输出点，面部美的"好望角"。由此可以看出，拥有一个美丽的下巴是多么令人向往的事情。

    在这一章，我将跟各位读者分享关于下颌的美学以及我个人的手术设计经验。下颌对于整个面部轮廓非常重要。一些人的鼻子、嘴唇、下巴从侧面看形成一条直线，尤其是很多明星的下巴比正常人更尖、更翘一点，见图7-1。

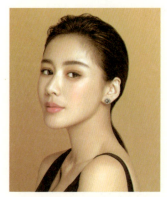

图7-1　明星的下巴比正常人更尖、更翘一点

图 7-2 的下颌就比图 7-1 的缩回去了一点点，但是看起来也很漂亮，这是正常人的美。图 7-3 的下颌又后缩了一点点，图 7-4 就后缩了很多。我们看到，在眼睛、鼻子以及整个面部轮廓都没有任何变化的情况下，只单纯一个下巴的改变对人的面貌影响还是非常大的。

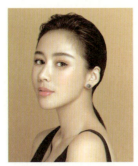 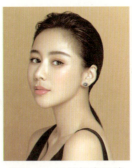 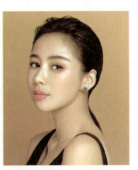

图7-2　标准下颌　　　图7-3　下颌轻度后缩　　　图7-4　下颌重度后缩

临床上有很多方法可以隆下颌，包括玻尿酸注射、脂肪注射、安假体，每种方法都有各自的优点和缺点。有些人做完以后，下巴是翘起来了，但整个人看起来很不自然或者很奇怪，那么究竟是什么问题呢？根据我多年的手术经验以及在美学方面的学习和总结，概括起来有几个点，在下面几节我会具体地告诉各位读者，希望能为你们带来一些借鉴和启发。

下颌整体轮廓

下颌高度。下颌高度，是指从鼻下点到颌最下点的高。如果把下颌高度分成五个部分（见图7-5），口裂的水平线高度大约占整个高度的40%左右。当然这个五分法更适合女性，男性更多适合三分法，也就是口裂的水平线高度在整个下颌高度的上三分之一。

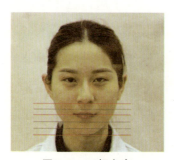

图7-5 下颌高度

如果不符合这个标准，会发生什么情况？我们看到，图7-6的口裂水平线高度占到整个下颌高度的五分之一。图7-7的口裂水平线至鼻下点占比较小，也就是上唇偏短，五官看起来更集中。图7-8的口裂水平线到颏下点的距离拉长，看起来有点大下巴的感觉。图7-9的口裂水平线到颏下点的距离缩短，整个脸看起来有点短圆。

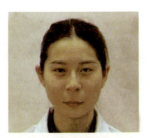
图7-6　上唇部分偏长

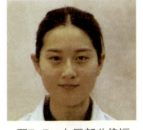
图7-7　上唇部分偏短

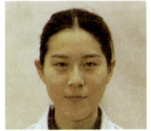
图7-8　口裂水平线到颏下点的距离拉长

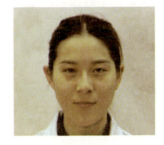
图7-9　口裂水平线到颏下点的距离缩短

下巴或下颌翘度。下巴翘度是指从侧面看，鼻尖、嘴唇、下巴形成的一条直线，见图7-10。更严格来讲，上唇位于连线后3~4毫米，下唇位于连线后2毫米左右，是比较恰当的。

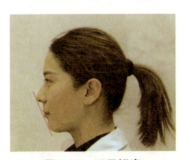
图7-10　下巴翘度

从侧面看，图7-11属于下巴过翘。下巴过翘有两种情况：一是先天形成，二是不正确的下巴注射或手术导致。更常见的是图7-12中这种下巴后缩的情况。如果从鼻尖到下巴拉一条直线，下巴就在这条直线偏后的位置。图7-13是下巴重度后缩的情况，整体的感觉就差了很多。

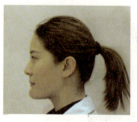 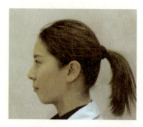 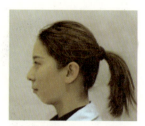

图7-11　下颌过翘　　　　图7-12　下颌偏后　　　　图7-13　重度后缩

我们根据下颌短和缩的不同情况，分为下颏短、下颏后缩、下颏又短又缩几种情况。从侧面看，图7-14属于下颏偏短，这种情况的治疗，主要是要拉长下巴。图7-15属于下颌后缩，解决方案是让下巴往前来。图7-16的下颌又短又缩，解决方案是需要让下巴往前下方来。图7-17则是下颌缘不连续。

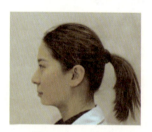 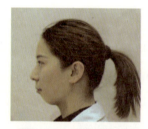 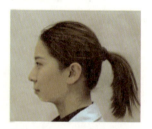

图7-14　下颏短　　　　图7-15　下颏后缩　　　　图7-16　下颏又短又缩

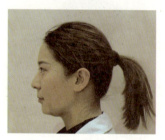

图7-17　下颌缘不连续

下颌的弧度。从耳垂到下颌缘形成的一个完整弧度，见图7-18。

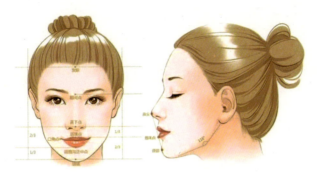

图7-18　标准下颌缘

下颌重点部位

颏下沟。口裂下方凹进去的一段叫颏下沟，见图 7-19。这部分的美学设计涉及颏下沟的深度和宽度。

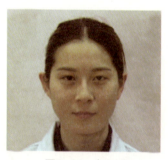

图7-19　颏下沟

有的人颏下沟比较饱满，见图 7-20。饱满的原因有两种：一种是先天的，另一种是不正确的治疗导致的。颏下沟要有一定的凹陷，当然图 7-21 中过于凹陷也是不自然的。下巴一定要是个整体，并不是仅仅把下颌点，或者颏前点、颏下点问题解决了就能好看。理想的下颌除了好看，更要自然。

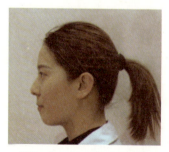

图7-20　颏下沟过于饱满

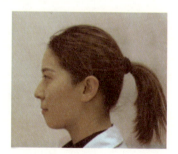

图7-21　颏下沟过于凹陷

颏结节的宽度。颏结节的宽度很难有一个准确的数值，基本上与鼻翼宽度以及内眦宽度接近，就是一个恰当的比例，见图7-22。

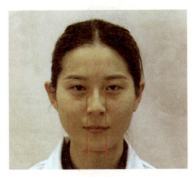

图7-22　颏结节的宽度

图7-23属于颏结节偏宽。在下颌长度、翘度没有变化的情况下，颏结节变宽会导致视觉上脸下垂，年龄感增大，人看起来很厉害。这种情况下，只需要把颏结节做得稍微窄一点、尖一点，整体感觉就会好很多。图7-24属于颏结节偏尖、过窄。这种情况有先天的，而更多的则是注射或者假体所致。颏结节过窄给人感觉不够自然，与面部整体很难融合。当然，现在年轻女孩子很喜欢这种颏结节很尖的感觉。

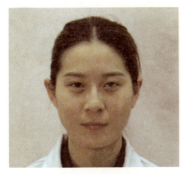

图7-23　颏结节偏宽

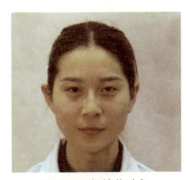

图7-24　颏结节过窄

下颌角间宽与口裂宽度比例。下颌角间宽就是两侧的下颌角到口裂之间的距离。左右两侧口裂的宽度与口裂之比为1∶1∶1是比较恰当的，见

图 7-25。口裂宽度一般取角膜内侧缘的垂直切距,就是角膜、黑眼球的垂直切距是等宽的。

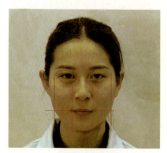

图7-25　下颌角间宽与口裂宽度

口裂

口裂。一般而言，口裂长度等于角膜内侧缘垂线间的宽度。大于这个距离，嘴巴看起来有一点点大。当然嘴巴大也未必一定难看，我们熟悉的明星比如舒淇、姚晨，嘴巴看起来都比较大，但都很有个性。所以有时候让人很纠结，因为美并没有一个准确的标准。

我们看到，图7-26的口裂宽，图7-27的口裂窄，但看上去嘴巴有点小。

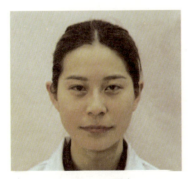 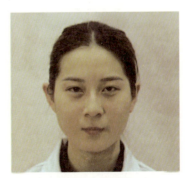

图7-26　口裂宽　　　　　　　　图7-27　口裂窄

再来看一看下颌角与口裂的相对关系。图7-28的口裂并没有变，但两侧下颌角宽度增大，给人感觉整个人变胖，有点方形脸。图7-29两侧的下颌角则偏窄。有的人做完下颌角整形手术或者使用肉毒素过量，就会出现颊部的凹陷。当比例的相对关系发生变化，人虽然看起来瘦了，但是并没有变漂亮。

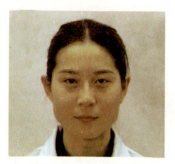 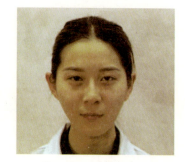

图7-28　下颌角两侧宽　　　　图7-29　下颌角窄

材质问题

质地。下颌部分整形会用到很多的材料，比如玻尿酸、骨骼、硅胶假体、膨体以及自体脂肪，还可以打生长因子、奥美定。不同材质分别有什么效果呢？如同做雕塑的过程中，不同的材质给人的心理体量不一样。换句话说，相同体积的铁球和棉花，给人的感觉是不一样的。一件衣服的款式相同、颜色相同，但是料子不同，展现出来的感觉就不一样，这是材质的问题。因此，治疗时必须考虑所选材质与整形部位质地彼此相适应的问题。

比如，玻尿酸的密度和人体组织的密度不一样，一次注射量过大或者反复注射，下巴就会出现透光的问题。还有一些人打过奥美定，时间长了奥美定会向周边形成侵蚀，部位会变宽，看起来就有肉嘟嘟的感觉。还有人用自体脂肪垫下巴，做完以后效果也还不错，但就是打的量太多了以后，下巴变得肉嘟嘟的，缺乏骨骼的轮廓感。还有硅胶假体的问题，量小问题不大，量太大多少会有一些透光。现在应用最多的还是膨体，因为使用膨体的话，血管和结缔组织能够长到假体里面去，做完以后轮廓感更好一些。

还有就是颌肌紧张度的问题。我们在咀嚼或者说话时，颌部肌肉会收缩、发生变形，做动作时颌部纹理非常明显。我在做下颌手术时，对颌肌特别发达的人会去掉一部分颌肌。而对于打玻尿酸的人，如果颌肌过于紧张，打之前可以先注射一些肉毒素，让肌肉放松一些，后期效果会更好。

下颌美学设计总结

下颌美学设计有如下重点和关键点,需要加以注意。

1. 下颌或下颌高度。口裂位于鼻到颌下点五分之二的位置,或者三分之一的位置再加 3~4 毫米,是比较恰当的比例。这是下颌的高度与下颌和口裂的比例关系。

2. 下颌翘度。鼻尖、嘴唇、下巴形成一条直线,当然,多一点、少一点都是可以的。

3. 下颌弧度。从耳垂到下颌缘会形成一个完整的弧度。很多医生没有处理好口角两侧的凹陷,结果就不够自然。

4. 颌下沟深度和宽度。颌下沟有两种情况,一种是过于饱满,一种是过于凹陷,我们要适当地保持颌下沟的深度和宽度。

5. 颌结节宽度。一般建议与鼻翼宽度接近。过宽则显得脸有点下垂,或者脸型有点方,过窄看起来会不自然。

6. 下颌角间宽与口裂宽。口裂宽位于角膜内侧缘垂线,比例接近 1∶1∶1。注意口裂过宽、过窄,下颏沟过宽、过窄的问题。我们应了解可以从哪些角度解决下颌的问题,解决方法有所不同。

7. 质地问题。对于下颌,既要考虑形态,又要考虑质地。因为玻尿酸、假体、自体脂肪、生长因子、奥美定等材料所展现出来的结果是不一样的,所以我们要根据实际情况,选择不同的方法和材料。

我一直认为,不管手术大小,术前认识、观察到的细节越多,处理的细节越多,那么手术的整体水平就会更高。

下篇

美学漫步

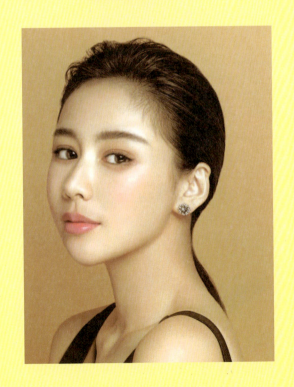

第八章
凝视美的本质

　　杜建龙院长是蓝山整形美容医院的院长，有着二十年整形外科手术经验，他的美容整形手术也深受国内外求美者的好评。作为国内第一位具有外科学和艺术学双硕士学位的整形医生，杜建龙多年以来从未放弃对美的思考，用他自己的话说，这是"凝视美的本质"。只有通过"凝视"，才能透视到美。但这样的审美追求，同时又是简单极致的。

　　那么，在大多数国人观念都显得非常现实的今天，杜院长怎么还会有时间和精力思考这样"高深"的问题呢？这样的"凝视"对于整形美容治疗有什么意义和价值呢？正是带着这样一个好奇心，华夏智库对杜建龙院长进行了访谈。

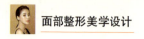

美的本质

华夏智库：杜院长，请您谈谈美的本质是什么。

杜建龙：这可不是一个简单的问题。美其实是个哲学问题，任何对于美的形容，其实都是片面的。我就结合整形美容来解释一下吧。首先，美是"适合"。一个美的手术结果，一定要有适合这个求美者的效果。评判标准就是看是否达到三个"满意"：求美者满意、医生本人满意、求美者身边的人满意。在很多情况下，这三者的审美观是有所不同的，这就需要术前去沟通到位。在这个沟通中，适合求美者的美就出来了。

其次，美是"个性"的。在仔细对比了很多美女以后，你就会发现，她们的美是相似的，都符合大眼睛、高鼻子等特点，就像很多明星一样，哪里看都很完美。但是，这样很容易撞脸。实际上，即使美是很相似的，不同人的美之间还是有或大或小的差异。有时候差异相当细微，但这就是体现个人特色之处。因此，未来的趋势是既要将脸部塑造得漂亮，又要适当保留个人特色，甚至要发扬求美者的个人特点，见图8-1。

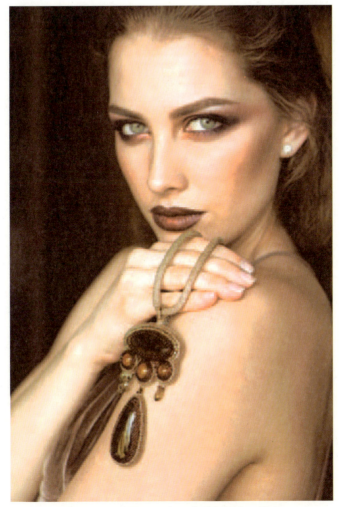
图8-1 面部整形要发扬求美者的个人特点

华夏智库：这样说来，美有什么标准呢？

杜建龙：我还是从整形美容的角度来谈吧。在具体的面部治疗中，某种程度上来说整形可能不具有固定不变的标准，或者说不能单纯地追求某种特定的做法。例如：脸型不够完美，不但取决于下颌角和颚骨的大小，还取决于脂肪、咬肌、颊脂垫等面部软组织的结构和形态。整形手术需要以面部轮廓的黄金比例、曲线美学等理论为指导，但具体的情况又可能是千差万别的。专业的面部整形医生既要遵循"三庭五眼、四高三低"等美学基础原则,同样需要注意求美者的个性化特点和需求。

在设计和治疗时,则要微创先行、进行术前数字化控制,以保证术后的完美呈现。当然,还要根据求美者的气质、五官特点、职业特点等,对求美者进行面部综合整形,最终达到柔和、清秀、立体感、个性化、流畅的美人脸型效果。

各不相同的美

华夏智库：从美学的角度来看，适合中、日、韩女孩子的美分别是怎样的？世界各地人的面相有什么不同？

杜建龙：这大概要从人类体质学说起。我们中国人属于黄种人。在人种学上，黄种人又分为两种，蒙古人和印第安人。有一个现象：地域从东向西，人的脸型会变得越来越窄。日本人或者朝鲜人会显得脸宽、扁、平，到我国东部地区，脸已经窄了一些，到了新疆地区，变得更加窄，更加立体，到了伊朗、德国，就非常窄和立体了。传统的蒙古族人，中面部会比较长，而云贵、广西一带的人，额头比较窄、鼻子比较短，这其实是一种种族差异，虽然这种差异自民族大融合以后已经越来越不明显了。但实际上，仍然可以作为部分参考。例如：云贵一带的女孩子，隆鼻更受欢迎；韩国人中面部比较宽，则更注重磨骨。

白种人的典型特点是：眉弓高、鼻子窄且狭长、眼窝比较凹陷，面容比较立体。黑种人的特点是：鼻子扁平宽大，利于散热。所以，整形也要因人而异，找到适合求美者的面部设计。

华夏智库：这就是说，各地都以自己的面部特征作为美学标准？

杜建龙：恐怕也不能绝对地这样说。在韩国时我发现，韩国人对"小脸"的追求和喜爱毫不避讳。不光韩剧明星里面小脸的明星更受欢迎，就连许多民间的姑娘、小伙也将磨骨当成家常便饭一样。

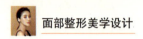
面部整形美学设计

整形美容是多种需要的集合

华夏智库：现在的人们为什么热衷于整形美容？

杜建龙：众所周知，相貌是通过父母的基因先天遗传而来的。传统上认为，人的天生俊美丑陋已是一个既定的事实，通常情况下难有"脱胎换骨"的改变。这就引起了人们对自身美的困扰和追求。例如：对于有"国字脸"的爱美人士而言，"脸面问题"成了她们追求美丽的一道大障碍，她们希望自己有更美的面容。因为在现代社会，仍然还是公认瓜子脸、鹅蛋脸为最美的脸型，是一种美的标准。这种脸型符合"黄金分割"的比例，显现出曲线美，而且还有柔和、耐看、匀称的特征。这就使得许多人热衷于整形美容，想按美的要求改变自己。

华夏智库：目前能在多大程度上满足这种需求？

杜建龙：今天的整形美容技术和手段都已经有了很大进步，与过去比较，可在较大程度上满足人们对美的追求。以颧骨成形术为例。西方人以高颧骨为美，很多西方美女都具有高颧骨、五官轮廓明显的面部特征。但颧骨过高会使得中面部过宽、过凸，给人冷酷的感觉。实际上，有些东方人的颧骨也较高，但在东方文化中，过高的颧骨形成的三角形面庞，给人以憔悴、衰老之感，尤其对于女性更是如此。这就是说，脸型和颧骨的高低有着密切的关系。颧骨过高的脸型，还会显得过于棱角分明，而且，显得面相不好。有一些迷信的说法甚至认为，长有高颧骨的面相是克夫相。这当然是完全没有科学依据的。颧骨整形就是将肥大的颧骨缩小、降低，来美化面部的线条。现在能够做到这一点，过去却做不到。

华夏智库：人们也很钟爱面部的综合整形，那是什么原因呢？

杜建龙：这种情况跟面相学有一些关系。面相学认为，一个人的面相和脸型，与个人的财富运、命运、爱情、事业等具有密切关系。这一说法是否具有科学性我们尚且不谈，但在现实生活中，以貌取人的例子却屡见不鲜。拥有一张完美的脸型，可以让人变得更加自信。同时，在崇尚美、追求美的今天，美丽就是一种资源，在人与人交往的过程中更能给人一种亲切感，甚至能增加人缘，这都有助让成功变成现实。相应地，现在对面部进行整形已经变得可行，具有相当大的把握和可控性。我们可以通过先进的医学整形技术，进行面部软组织及骨组织的修整，塑造出秀美的脸型。例如：磨下颌角可以将方脸改变成瓜子脸，将高颧骨改低、颧弓削薄等，使面中部线条柔美；丰高额头、丰太阳穴、丰眉弓，又可使人面部的天堂饱满，聪明显贵；丰下颌则使下巴圆润可人。

随着整形美容外科领域不断向纵深发展，变脸术也成了美丽脸庞的希望工程。许多爱美人士通过变脸术来实施改造自己的脸庞工程。变脸术俨然成为现代爱美一族实现梦想、重新出发、改变命运的现实途径。面部综合整形术包括：颧骨降低或成型术、额颞部填充、鼻唇沟填充、下颌角整形、收缩咬颌肌、下颌加长、隆下巴、一针瘦脸等，见图8-2，还可以将四方脸、国字脸改变成瓜子脸或鹅蛋脸。

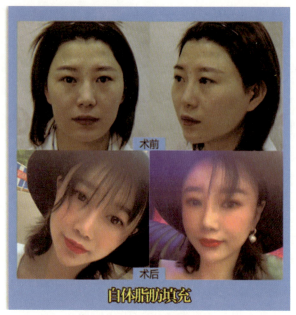

图8-2　面部自体脂肪填充

简单极致的审美追求

华夏智库：看来美是一个很深奥、很复杂的话题。那么，怎样才能够将美学和审美应用在面部美容整形的治疗中呢？

杜建龙：我觉得这个问题应该用简单主义来回答，我喜欢简单极致的审美追求。首先还是要明确什么是美，简而言之，美是能够使人感到愉悦的一切事物，包括客观和主观存在的各种事物。再来看审美这个概念，需要简单地作出一个分析。审美是人对一切事物的美丑按某种标准作出评判的过程。这样来看，审美作为一种主观的心理活动的过程，也是具体到个人的。既然是人根据自身心理对某事物美的标准的看法，就具有很大的偶然性。这当然需要进行简化，进行面部设计和治疗时更是如此。

华夏智库：怎么进行简化呢？

杜建龙：当一个具体问题似乎很复杂时，我们就应该使其简单化，我们看看身边漂亮的眼睛或鼻子，就按照这个标准来做好了。这就是说，我们整形最终的效果跟天生漂亮的眼睛或鼻子相似就可以了。无论时代怎么变，大不了我告诉人们我本来就长成这样。也就是说，我们的第一个标准是"自然"。

还有第二个标准，就是"无痕"。我在日本和韩国都做过访问学者，十多年前我刚到韩国的时候，还以为所有人都以整形为荣呢。但通过与更

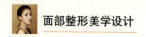

多人的交流发现，其实她们也不希望别人看出自己整过容，都希望自己天生就那么好看。相信绝大多数中国人的这种心理会更明显吧。所以，简单化的第二个标准是：尽量不要让人看出手术的痕迹。

当然，我个人的这些理解和认识也许不是全面和完全正确的，有些方面甚至可能是不准确或者错误的。一家之言，也希望大家能够批评和指正。

第九章
穿越岁月的审美

杜建龙院长从小就爱上了艺术，后来拿到艺术学硕士的学位。不过，杜建龙再后来从事的是整形外科工作，与手术刀结下了不解之缘。虽然从事整形外科工作二十年之久，杜建龙院长从未改变过自己热爱艺术的初心，他喜欢画画和雕塑，创作了不少油画作品、雕塑作品。

实际上，他还是一位艺术鉴赏家，对于古往今来的东西方肖像画和雕塑创作，有着自己深邃的审美见解。他鉴赏艺术之美、人物肖像画之美、雕塑之美，而这些美是穿越了千年岁月的。杜院长的艺术鉴赏不仅停留在审美上，还升华到美学创新的高度。

杜院长有一颗艺术心，这是他不为人知的一面。

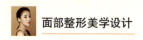
面部整形美学设计

艺术作品和跨时代的审美

华夏智库：作为一位有艺术专长的整形医生，您是怎样对艺术作品进行审美的？

杜建龙：关于美和审美，历史上有很多大师都作过不同的论述。这是一个深奥的哲学问题，我们这里所谈的，只是狭义的审美，也通常是大家所理解的。我会把艺术审美与面部整形结合起来看。我研究过意大利著名画家莫迪里阿尼（1884—1920），他最终因为生活穷困潦倒而死，但去世后很多作品拍出了上亿元的天价。画还是同样的画，在不同的时间，有人认为是垃圾，有人认为是天才。从面部整形美容的角度看，他的画的确有很高的审美价值。

我还清晰记得，30年前很多女同志把眉毛纹成两条大虫子一样，看上去又粗又黑。现在我们会觉得丑陋不堪，可在当时却是时髦的代表。那我们究竟应该怎么办呢？我们必须既具有跨越时间的审美眼光，又具有把握当下审美趣味的敏锐。这需要有对穿越千年岁月的美的积累，多鉴赏、多创作。我们总不能今天做个双眼皮，明天流行变了，再改成另外一种双眼皮吧？当然，这还涉及美容整形的可逆性问题（见本书第一章），这里就不谈了。

华夏智库：对您来说，莫迪里阿尼的作品为什么有这么大的吸引力？

杜建龙：莫迪里阿尼吸引我的地方在于他的肖像画，可以说，他的肖像画传神地表达了今天面部整形治疗的审美趣味和美学要求。他运用精练、优美的线条勾画肖像的轮廓，然后涂上经过提炼、略带夸张的色彩。莫迪里阿尼吸收了塞尚表现形态结构的手法，又受东方绘画的影响，对于人物形象作了一些夸张变形。经过美学加工之后，他的肖像画呈现出一种有韵律的优美节奏，这接近于面部整形要达到的效果。他的画作构图活泼，富于变化而色彩丰富。

华夏智库：能不能从艺术审美的角度谈得更具体一些？

杜建龙：就如同莫迪里阿尼的肖像作品《系黑领带的女子》，他的肖像有着统一的造型模式，看上去有些脸谱似的面孔：三角形的鼻子、不画眼珠的杏眼、弧形的一线眉、小嘴巴等。有时候，你会觉得这就像是一幅面部整形的设计图。把这些全都放置在头面部上，一个单纯化的鹅蛋形面容，加上细长的颈部，都以明确的线条勾画出来。在画面构图上，拉长的面部和斜倚的身姿略微偏离中心线，有时两只眼睛的形状也以寥寥数笔勾画出来，给人一种平衡感。莫迪里阿尼通过这种很模式化和单纯化的构图，竟能生动地表现出不同人物的不同个性特征，真是令人佩服。

我们再看一看他的另外两幅画，是莫迪里阿尼的人体艺术画。在《仰卧的裸女》中，莫迪里阿尼将雕塑的造型因素转移到平面绘画中。他在近乎平涂的画面上，使用纤细流畅、简练明快的线条，将二者结合起来，表现出画中人物生命的丰富感。又用变形的、拉长的脸庞，加上躯体的造型，表现出人物的特色和内在情感。

从《坐着的裸妇》这幅画可以看出，跟他的意大利画家同胞波提切利一样，莫迪里阿尼也擅长使用线条造型。在这幅画中，他几乎完全用巧妙、富有旋律、柔韧的线条来表达。他用一种高雅、瘦削、柔弱的线条，肯定而灵活地描绘人物的形象；他以自由确立的标准将形体拉长或倾斜，使之既轴线碎裂，又具有对比性，层面也交叠在一起，体现出他表现手法的独特性。在他的画中有倾斜的头、长颈、削肩，延长的手臂和躯干，看起来有点不合比例的头和身体，尤其是面部瘦小的鼻子、闭上的杏眼、小嘴巴，这一切都显得有些纷乱，但却表现出纤细、娇弱的美妙及柔和。

华夏智库：作为一位热爱雕塑、平时也进行雕塑创作的艺术家，雕塑艺术对您面部整形美容的设计和治疗有什么样的影响？（见图9-1）

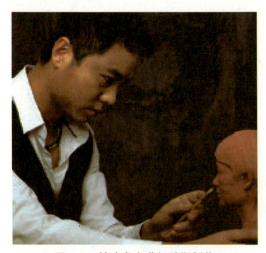

图9-1　杜建龙在进行雕塑创作

杜建龙：的确，我热爱雕塑艺术。在整形手术中，我非常擅长以艺术的水准进行全面部的精细雕琢。经常鉴赏雕塑作品并进行雕塑创作造成的第一个影响，就是我对眼睛的观察能力更强。以眼部雕塑为例。雕塑对于眼睛的描述，会细化到十几个美学点。例如：内眼角的角度、外眼角的角度、睫毛的角度、下睑的位置，等等。因此，在进行整容手术时，一眼看过去就知道哪里需要改进，诊断也会更清楚。

第二个影响是精细化的操作能力更强。雕塑是需要反复动手演练的事情，如果有一点点的变化没有把握好，就会与想要达到的效果有很大差别（见图9-2）。这就像是做一种反复的练习，能使手术操作的精细程度不断提高，做手术也就更容易出精品。

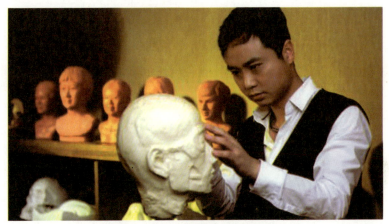

图9-2　雕塑需要精细操作能力

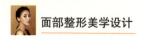
面部整形美学设计

整形艺术突显的是个性

华夏智库：艺术对面部整形美容治疗最显著的影响是什么？

杜建龙：艺术虽然具有共性，但艺术也尤其强调个性，艺术的水平是通过个性表现出来的。这就影响到整形美容的设计和治疗，要求面部整形具有个性。实际上，个性是整形手术效果的关键，反映手术的质量。我是倡导个性化面部整形的，我发现这种追求个性美的审美观念已经成为当下的时尚理念。有一个美容门户网站作过一项调查，其中有一项关于希不希望自己的外形像明星的选择题，答题结果很令人意外。回答者中竟然有近一半的人选择了"不喜欢被说我像某明星"。据悉，调查对象年龄大致集中在90后，约占60%，80后占30%，其他年龄段约占10%。追求个性的审美理念，自然也就延伸到了面部的整形设计和治疗中，恰好这与我的整形理念不谋而合。

华夏智库：这真是出人意料，为什么求美者不喜欢被人说成跟某明星一模一样呢？

杜建龙：当然，这也说明审美和人的心理需要的复杂性。这个调查结果，初看令大部分人感到意外，但一细想，还真是那么回事。整形治疗中遇到的实际情况也肯定是这个结果。现在的年轻人，标榜个性和追求个性跟从前比已经到了无以复加的地步。可以高调作秀，可以标新立异，可以承认整形，但是，我就是我。你可以说我的身材像志玲姐姐，却不能说我就是志玲姐姐的翻版；可以说我的眼睛像范冰冰，却不能说这就是"冰冰眼"。

原因很简单，这是一个倡导个性的时代，每个人都不想跟别人一样，每个人都追求鲜明的个性。因此，过去一度流行过的要整成某明星的时尚，已经渐渐成为过去式。时下对于好多韩国明星整成了"双胞胎"、千人一面的做法，也有许多批评。这一切都预示着整形的个性化时代已经来临。

华夏智库：仅仅个性化就足够了吗？怎样才能做到个性化呢？

杜建龙：要做到个性化面部整形，还需要满足一些前提条件，或者说，要遵循一些基本的美学、临床、行业等规范。目的是在人的面部实现局部与整体的协调。当然，要达到如此高的整体与局部的和谐，个性与美感完美统一的境界，不是一件简单的事。以眼部整形为例，就是一个看似简单、实际上精妙繁复的整形美容手术。最关键的是施术医生的专业技能和美学素养，这也是影响整形手术效果最直接的地方。整形医生只有具有精湛的专业技能，才能够在熟练的基础上自如运用精细的眼部整形技术。如果一位整形医生，不仅能够熟练自如地进行常规的手术，还能在这一基础上刻苦钻研，并指出原有传统技术的不足、进行创新，那就更加难能可贵。并且，面部整形手术想要做到不只形美，还要有个性，甚至达到神美，执行手术的整形医生就必须具有高超的审美意识，既能够充分挖掘求美者的个体差异，又能够整体考虑求美者的五官特点、个性气质，甚至还能够考虑求美者职业的差异。如此进行的细致雕琢，才能做出别人无法复制的、有个性的美丽眼眸，传达出灵动的神韵。

当然，还有一些外围条件或基础条件首先需要得到满足。其中，施术医院的正规资质是安全造美的前提。手术设备及术中应急、术后护理等硬件设施是否完善，也影响着面部整形手术的治疗效果和恢复情况。

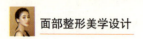
面部整形美学设计

审美也意味着美的创新

华夏智库：审美对于整形医生是很重要的，这样的审美需要达到一个什么高度呢？

杜建龙：审美的高度可以表现在许多方面，与审美者的美学素养、综合知识、人生阅历都很有关系。其中，一个突出的方面就是美的创新。我一直都认为，审美的升华可以有许多表现，有一种表现是美的创新。刚才谈到的个性化美容时尚，其实已经涉及美的创新。个性化的东西都是与众不同的，但如果得到认同，就可以成为一种创新而得以推广。

华夏智库：能不能具体谈一下美的创新？这是一个很有趣的话题。

杜建龙：好的。实际上，从流行时尚的变化也能够近距离地看到美的创新。例如：长期以来，"瓜子脸""鹅蛋脸"都是东方女性理想的面部轮廓，但谁曾想到，"瓜子脸""鹅蛋脸"现在已经不再是最时尚的了，目前被公认为东方女性最理想的脸型是"心形脸"，见图9-3。从面部整形设计和治疗的角度，现在已经可以结合求美者的个体特点，造出一个"心形脸"，具体地实现美的创新。当然，美的创新又要以技术创新作支撑。

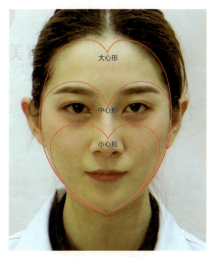

图9-3 心形脸

华夏智库：这就需要进行改脸型的手术。是不是很麻烦？

杜建龙：这在过去是很麻烦，现在因为技术创新，面部整形技术已经有了很大的进步，"变脸"手术不再麻烦，也不再令人害怕。

实际上，脸型是一个人长相的决定因素。韩国美女对称和谐、曲线柔美的脸型倍受亚洲求美者青睐。在现代医学的高超的创新技术下，让求美者悄悄"变脸"，实现美的创新，已不再是神话。过去，说起改脸型，大家马上就会想到"磨骨"。心里想："磨骨嘛，手术过程肯定会很疼，而且，要把骨头露出来切小，手术切口当然会很大。"这种手术过去留给大家的印象是跟"大创伤""血腥""痛苦"等词语联系在一起，不知情的人一听"磨骨"二字，不禁会感到毛骨悚然，而且，会讽刺说："要靓不要命啊。"

不过，人人都爱美，技术创新使整形时代来临，"磨骨术"只不过是改脸型手术的一个代名词，以往开刀大出血的手术场面，目前已逐渐退出整形市场。如改脸型手术，早就进入了精致、无痕时代，这还进一步降低了这项整形手术的风险。事实上，改脸型手术正在向着精致、无痕的方向发展，求美者可以抛开恐惧，不要有思想包袱。

第十章
艺术与技术的联姻

  蓝山整形美容医院院长杜建龙医生的整形美容手术深得求美者的好评。这当然与他兼具外科学和美学两方面的素养分不开。在这两个很不相同的专业上，杜院长都有着精微而高深的造诣，对这二者的本质及彼此关系，也作了很有深度的思考。

  在杜院长的眼里，医学和美学的双重素养，对于整形医生而言不仅是彼此促进的，更是密不可分、缺一不可的。由于整形美容治疗与美有关，这就要求整形医生不仅要有熟练的技术，还要有美学素养，这又表现为整形医生的审美意识。从这个角度来看，整形医生从事的也是艺术事业，不过是对人体进行雕塑的艺术，但这一艺术要以临床技术作保证。

  在这些方面，杜建龙对国内整形医生充满了期待。那么，医学和美学的结合在整形美容治疗上究竟意味着什么呢？

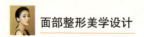 面部整形美学设计

艺术与医疗技术是难分难舍的

华夏智库：您的整形美容手术给人一种艺术或美学的高度，能不能谈一下艺术和手术治疗是怎样实现充分结合的？

杜建龙：我先打一个比方，面部整形就像是盖房子，房子要想漂亮，首先要有良好的设计，设计不好看，盖出来的房子再结实，可能也只是一栋灰色的筒子楼。悉尼歌剧院之所以闻名世界，关键在于石破天惊的设计。在整形手术中，设计是同样重要的。整形正是在面部设计这一个环节上，将艺术融入到手术中，实现与整形美容治疗的充分结合的，见图10-1。

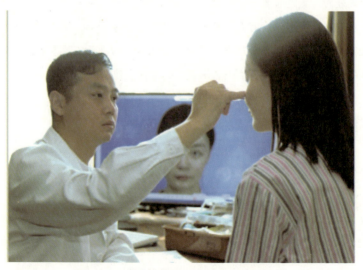

图10-1 成功的整形手术需要艺术的设计

艺术体现的是美学素养，与整形手术具有难分难舍的关系。很多医生因为对美的理解不深刻，手术做得再出色，结果也不是美的，效果难以得到求美者的认同。当然，设计再好的房子，做成豆腐渣工程也是不被允许的。

华夏智库：那么，整形医生具有了必须的艺术素养以后，会对整形美容治疗产生哪些重要的提升或根本改进的影响呢？

杜建龙：我还是从我的实际体验来回答这个问题吧。我觉得手术治疗是非常实在的，但这还不够，需要艺术来作补充。艺术更讲究一种感觉，艺术的思维可以帮我更好地理解求美者的内心需求，甚至是隐藏需求，更好地设定想要达到的效果。在美学设计的基础上，严谨的医学训练会帮我把这个效果量化成理性数据，并通过手术技巧最终呈现出来。

实际上，艺术感觉对我最大的帮助，就是可以更好地理解求美者的内心需求。真正高明的医生可以把求美者说不出来的感觉用效果表达出来，求美者看到术后效果就会说："是的，我要的就是这个。不知道为什么，就是这么喜欢。"

华夏智库：艺术或美学素养对整形手术的具体影响表现在哪里？

杜建龙：成功的手术，第一，一定要做出的形态好，第二，就是技术好。很多医生的技术本身没问题，剩下的就是做成什么形态了。做成什么形态是一个手术的大方向，一个有良好艺术修养的医生会把握好这个大方向，设计出的形态更加适合求美者，而不是做出技术方面完全没问题的双眼皮，效果却与求美者的气质南辕北辙。

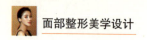
面部整形美学设计

整形手术中什么最关键

华夏智库：整形手术涉及这么多因素，您认为其中最关键的因素是什么？

杜建龙：整形手术最关键的是什么？很多人问过我这个问题，我也向一些医生朋友问过这个问题。有人回答是技术，有人回答是仪器，还有人回答是材料或者是环境。但我的答案是"人"，准确地说是整形医生和求美者。

为什么这么说呢？环肥燕瘦，不同的人对美的理解和认识是不同的，同样一件衣服有人觉得很漂亮，有人觉得很难看，但漂亮昂贵的衣服穿在你的身上就一定会好看吗？其实也不一定。美的本质是和谐，美一定要跟求美者的生理条件、年龄、地域、文化、工作、教育程度等诸多因素相和谐。但每个人又有每个人不同的气质。如果整形医生把所有姑娘都做成千篇一律的，每个人又穿上同样的衣服，世界就失去了五彩斑斓的魅力。

举一个例子，如做胸。胸部的美学点有很多，其中，"大"是重要的一条。那么，我们如何选择胸的大小呢？首先，要根据求美者原有乳房的基础、腰围、臀围、身高等生理条件来选择。但除此之外，职业也是一个重要因素。如老师、公务员相对要做得小一些，演艺界的姑娘做得大一些。出生在北方的女性思想观念可能保守一些,要做小一些;南方姑娘可以大一些。经常出国的人一般会希望大一些,因为她经常会跟外国人去比。还有一条,就是看她本人喜欢什么样子,有的人喜欢自然一些,有的人又喜欢夸张一点。

所以,一位好的整形医生首先要有良好的审美素养。其次,更重要的是他愿意与求美者有深入的交流,能够真正了解求美者的内心需求,有时候甚至还要打消求美者一些不切实际的想法。从这些方面看,整形手术中最关键的就是"人"。

华夏智库:能不能具体谈一下?

杜建龙:我就用蓝山医院的实例谈一下这个问题吧。以鼻整形的手术过程为例。术前医院专家会与顾客进行深入的沟通,以了解求美者的需求和意向。进而根据求美者的性别、年龄、职业和脸型精确设计和定位,这样就制定出符合顾客整体形象和个人气质的手术方案。整个过程都按照面部美学标准进行数字化手术设计,以保证术后效果的精确性。手术由权威专家主持操作,在多个方面对传统的手术方法进行了改进。

在手术进行的过程中,也同样注重"人"的因素。手术时将按个人的具体面部特征,把鼻子的皮肤从鼻骨和鼻软骨上掀起,然后根据患者的需要,对鼻骨和鼻软骨做雕刻,或直接植入已经雕刻好的鼻支架,以达到所希望的鼻翼整形术效果。最后,再将皮肤重新缝合。整个手术过程安全快速,创伤小,术后无痕,恢复快,使面部弧度流畅。

手术过程中,还会配合复合式音乐疗法和全方位护理,保证求美者手术过程的安全和愉悦。术后还为顾客提供营养餐和全程康复服务,并由专家作养护指导。整个过程都强调对"人"这个因素的重视,见图10-2。

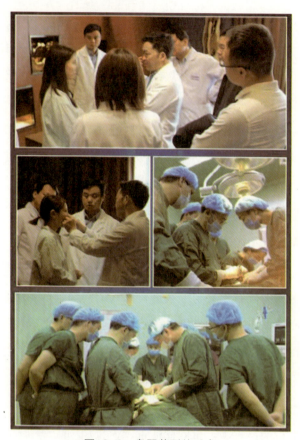

图10-2 鼻翼整形的手术

整形技术促进美的实现

华夏智库：整形技术因素在手术治疗中具有什么地位呢？

杜建龙：实际上，技术因素也是不可忽视的，这可以分两个方面看。一是整形医生的手术水平和治疗经验，我们前面也谈到，其重要性是不言而喻的。二是设备、工具、材料等硬技术。不光是治疗过程要靠整形医生的技术及先进的设备等，就是面部整形设计，也离不开技术方面的进步。

如面部综合整形术，这是现代外科整形术中最被人们广为关注的一种整形手术。在设计上，脸型设计专家通常会运用黄金比例尺（专利技术产品）的要求，根据求美者三庭五眼等数据来设计完美的脸型。在设计过程中，求美者的身高、脸型，以及脸长与身高的比例等数据，都会通过专门的医学整形设计软件和计算机三维扫描进行处理，精确地设计出最合适的脸型，雕琢出具有个性的精致和美丽。

在治疗方面，要通过使用精细的手术技巧，针对不同脸型、不同五官，达到更好的效果。让修饰出来的脸型，不管从正面看，还是侧面看，都更自然，线条也更完美。面部综合整形术要满足爱美女性对完美脸型的追求，就应针对外翻型、复合型下颌角肥大或下颌角发育过度，以及在此基础上出现的嚼肌肥大的问题，采用不同的截骨塑造方式以达到面型立体观感的改善，恢复正常下颌角形态，产生圆润、隐蔽、平顺的效果。在这一治疗过程中，还要采用磨削、填充等方法，以及独创的改脸技术，高效修饰下颌角及颧骨部位，使额、颞、颧、颊、颌与五官的搭配更加出色，实现脸型修改和颅颌面整形的完美。尤其要注意将治疗风险降至最低。这都对整形医生和治疗设备、工具、材料等提出了很高的技术要求。

　　华夏智库：美容技术的进步如何体现在目前的面部整形治疗中？

　　杜建龙：由于美容技术的进步，许多面部治疗都不需要"伤筋动骨"了，这也是技术进步促进美的实现的一种方式和现象。

　　我们知道，在亚洲国家，鹅蛋脸或瓜子脸是被普遍公认的女性漂亮脸型。而方脸、宽脸和大脸等面型，都可通过手术来改变。这类治疗一般被称为瘦脸手术。那么，是否所有的瘦脸手术都需要对骨头进行处理呢？的确，对于国字脸、菱形脸、三角脸等因骨骼肥大导致的脸型宽大，需通过截骨手术来达到改善的目的。但那些脸部骨架不错，俗称"苹果脸""满月脸"的女孩，仅仅是因脂肪较多而导致脸庞肥大，则完全不需要截骨，现在通过微创面部吸脂术就可使她们获得理想的脸型。微创面部吸脂适合于颧骨、下颌角不肥大，脸部脂肪较多的人群。不管是双颊肉鼓鼓的婴儿肥，还是双下巴的衰老态，都可通过30~60分钟的手术来改头换面。微创面部吸脂术仅在皮下组织内操作，创伤小、安全性高。同时，在颊部脂肪抽取过程中，面部皮肤受到刺激会加速新陈代谢，再加上术后一周的加压包扎，除了术后脸会变小，面部皮肤也会变得更加紧致光滑。

　　虽然微创吸脂术促进了美的实现，但在进行这一治疗时也切莫掉以轻心。实际上，从原理上讲，面部吸脂与身体其他部位的吸脂没有区别，但在操作时却有很大的不同。面部位于人体外部最暴露部位，对于对称性、皮肤平整度、切口隐蔽性的要求都很高。因此，微创面部吸脂术是吸脂治疗中难度最大的手术，对医生的技术水平要求很高，必须找正规医院、经验丰富的医生来完成手术，才能最大程度地降低手术风险，见图10-3。

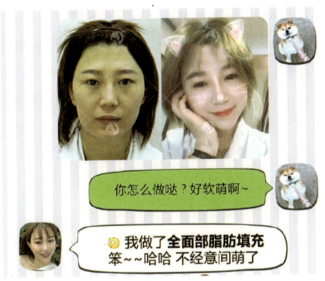

图10-3 微创面部吸脂术

华夏智库：这样的微创治疗目前在面部整形中的应用面有多大？

杜建龙：这一治疗技术用在改脸术中，取得了很大的成效。以前提到人造美女，大家都会想到血淋淋的磨骨开刀。确实2009年我做人造美女明月的时候，手术做得很大，恢复时间也很长。但随着这些年整形技术以及材料的不断进步，微整形已逐步取代了原有的很多整形手术。微整形就是利用高科技的现代医疗技术，不用开刀，短时间就可以变美、变年轻的技术。微整形的出现，让整形如同做美容皮肤护理一样简单，同时整形效果和传统整形的效果完全一样。

微整形有几个显著的特点。第一是安全。因为不用开刀，不会留下永久痕迹。而且很多项目可以复原，具有可逆的性质。第二是快速。大部分手术通过几个针眼就可完成，恢复时间也特别短，有些项目甚至一中午的时间就能做完，下午整形者就能正常上班。第三是立竿见影。如注射隆鼻，只要几分钟就能让鼻子变得很漂亮。

常见的微整形项目主要包括两类：一类是可以让人迅速变年轻的，一类是可以让人迅速变漂亮的。当然，变漂亮的项目有很多，现在，脸型和五官几乎都能通过微整形来达到迅速变美的效果。例如：面部轮廓不够饱满、圆润，额头不够丰满，都可以通过自体脂肪移植，使面部变得更有魅力。同时，还可以开大眼睛、拉长鼻子，对下巴、嘴唇也能做很多的修饰。

打造美丽的面容

华夏智库：面部整形的原理是什么？

杜建龙：这个问题需要从医学和解剖学的角度来回答，跟上面说的整容技术有很大的关系。容貌及面部轮廓之所以可以被影响，主要取决于硬组织和软组织的结构形态。所谓硬组织就是骨骼，对面部轮廓影响最为明显的硬组织是下颌角、颧骨等。软组织包括皮肤、皮下脂肪、肌肉、颊脂垫、咬肌等。瘦脸术实际上就是通过对软、硬两种组织的高度及厚度进行调整，来达到修复面部轮廓的目的。通过整形手术来修整、重塑脸型，这是最直接有效的手段，针对不同的脸型和要求可以选择不同的面部整形方法。

这一原理决定了面部整形能有哪些手术项目。面部整形项目从大的方面作划分，有鼻部整形，包括隆鼻手术、鼻头鼻尖整形手术、畸形鼻矫正手术等。还有眼部整形、脸部整形、耳部整形、皮肤整形等几种。眼部整形又分为双眼皮手术、去眼袋手术、内眦赘皮矫正术、开眼角手术等。而全面部的整形，包括下颌角整形、咬肌整形、颊脂肪垫整形、下巴整形、颧骨整形等。耳部整形包括耳畸形整形和耳部再造等。皮肤整形则多为皱纹去除、嫩肤去斑等。

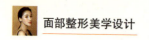

华夏智库：是不是所有的人都能借面部整形打造出更美丽的面容？

杜建龙：原则上是可以的。但也要从两个方面看，从体质而言，除了疤痕体质的人，所有的人都是适合的。不过，也有不适合的，主要与心理和精神因素有关，我们把这一部分人称为不适合人群。适合人群又分为三个类型。第一类是脂肪型。这个类型的人，对自己脸部不满意的占比较多，也就是常说的婴儿肥的人，此类人对面部不满意的主要原因是脂肪堆积，主要瘦脸难题就是去除脂肪。第二类是肌肉型。这一类型的人对面部不满意之处，主要集中在咬肌肥大。大多数原因是经常活动咬合肌，形成这一部位肌肉发达。有的人还会出现面部不对称的现象。第三类是骨骼型。这一类型的问题多出在国字脸，主要是由骨骼的原因所造成。一般的办法是没有效果的，对国字脸最有效的瘦脸办法，就是磨骨改脸型。

不适宜手术的人群，也可以分成几类（以下分类由采访者根据杜院长谈话归纳得出）：

1. 有的人求治的动机模糊，对手术要求不明确。

2. 有的人要求过高，要求百分之百地彻底改善。

3. 过分看重整形手术的功效，以明星照片为标准。

4. 手术不是出于本人的需要，而是为了使别人高兴。

5. 因为某种情绪上的原因，如生活中的挫折，而突然决定进行整形或整容手术。

6. 有多次美容整形手术史，对先前整形效果不满意者。

7. 有精神病病史者。

华夏智库：上一次访谈您提到整形手术能表现出人灵动的神韵，这是如何实现的？

杜建龙：这主要是通过眼部手术实现的，因为眼睛是心灵的窗口。根据调查，有三分之一以上的人在步入中年以后，上眼睑的脂肪会开始萎缩，表现为到了傍晚以后，眼皮觉得很重，双眼觉得很累、很干涩。甚至有些人由于体质、遗传的原因，在二十来岁就开始出现这种情况。从面部审美来说，就会显得老态、没精神，有时还会产生人很严厉的感觉，使人望而生畏。从面相学来说，这个部位在"田宅宫"，按道理应该以丰满、和润为好，代表有好的田宅运势。过去一般使用双眼皮手术来处理这种情况。但实际上改进很少，因为问题出在脂肪的萎缩、缺乏方面，手术的作用很有限。

随着科技进步，现在整形医生可以用脂肪移植手术进行完满的处理。手术的原理很简单，就是取适量的自体脂肪，移植到眼部凹陷和萎缩处即可。具体实施治疗时，可以有两种方式供选择。一为直接植入法，就是从身体的其他部位抽取少量自体脂肪，经处理以后，再植入到所要润饰的眼部区域。二是从手术区域获取脂肪。因本来就要作眼睑手术，在术中可以取一块脂肪组织，经过适当的修整以后，再置入到凹陷处。

这一手术的效果通常相当不错，不只是在外观上有明显改进，更是能表现出年轻、丰满、有精神的面貌，眼皮的沉重感也得到减轻，见图10-4。一般康复期一周至两周，对于视力和平时的工作都没有影响。由于脂肪移植的平均存活率为二分之一或三分之一，对于轻微或中度上眼睑脂肪萎缩的人，进行一两次治疗就可以了；对于上眼睑脂肪萎缩极为严重的求美者，可能需要两到三次的治疗。一旦这些治疗完成以后，手术效果就会是持久的。

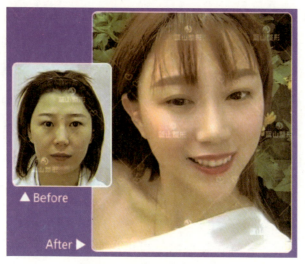

图10-4 眼部脂肪移植手术

华夏智库：您认为面部哪个部位的手术挑战性最大？

杜建龙：我认为鼻部手术的挑战性最大。鼻部手术有难点，不是整形医生想做成什么样就可以做成什么样，涉及上颌骨、皮肤张力、黏膜等比较复杂的问题。人的鼻子也不是想拉多高就能拉多高，也不是想拉多长就能拉多长，都要受先天条件的限制。

不过，我们可以针对鼻翼肥厚、鼻翼下垂、鼻翼塌陷、鼻翼上缩等鼻翼部位的缺陷，进行鼻翼整形术。有些求美者因鼻翼较大，引起面部不协调，需要进行鼻翼缩小治疗。也存在相反的情况。鼻翼整形术能够缩减或增加鼻子的大小，改变鼻尖或鼻背外形，改变鼻部与上唇的角度，以及矫正一些先天性的或外伤后出现的畸形，使鼻翼恢复完美，脸型显现美丽，见图10-5。

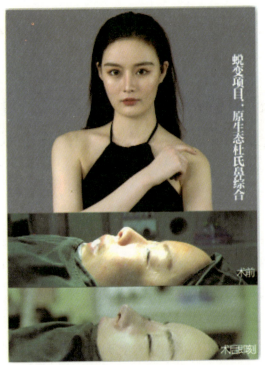

图10-5 鼻部整形

具体地说,鼻翼整形术适合鼻翼宽大合并鼻孔宽大者、鼻翼缘宽大者、鼻翼过厚或鼻翼沟上部过于丰满者、先天或外伤引起的畸形以及整形手术失败者。有这些情况,只要是年满十八岁且身体健康的求美者,无面部或全身感染,均可接受鼻部整形治疗。

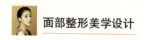

附录：记蓝山医疗美容医院院长杜建龙
——怀仁爱之心，行精湛之术

杜建龙，中国首位外科学、艺术学双硕士，整形外科主任医师，蓝山整形集团联合创始人，中国中西医结合眼整形分会副会长，艺术与美学分会副会长，中西医结合鼻整形分会常委，第一届美学医生与整形艺术专业委员会副主任，2016腾讯区域影响力年度区域先锋人物。自幼学习绘画雕塑。后师从北京同仁医院整形科创始人郑永生教授学习整形外科，又赴日本东京大学、韩国建国大学等地访问学习，倡导跨学科多维度深度学习。擅长全面部综合设计与手术，尤其擅长鼻整形、全面部年轻化。个人著作有《面部整形美学设计》《亚洲人鼻整形》《腋路内镜隆乳术》《中面部年轻化》《面部埋线提升美容术》《注射充填颜面美容》。

心藏万千之妩媚，手握造化之玄机，运筹娴熟之技艺，弥补先天之遗憾，传递美丽之佳音

在医学的海洋里，他精益求精，用了近20年时间潜心钻研；在艺术的熏陶下，他不断改进，日夜探索美学奥秘；在美丽的事业中，他孜孜不倦，耗费大量心血苦苦追寻；他多次站在国际整形大会的讲台上，得到众多中外权威的一致好评；他侠肝义胆，无偿为多名求美者成功实施美丽再

造手术。鲜花掌声面前,他从未止步;名誉地位面前,他终是淡薄。不惑之年,他已成为中国乃至整个东南亚医学美容行业的翘楚,他就是蓝山医疗美容医院院长——杜建龙。

美学与整形巧妙结合的艺术大师

对于艺术,杜建龙有着极其深刻而独到的见解。他说,"艺"也可以理解为"易"。"易"在古典文字中的意思是"改变"。当一个人站在你面前,你要怎么改变她,才能使她更符合美学要求和审美心理要求。"专科"和"设计"是整形成功的关键。杜建龙坚持认为,只会手术不会设计,只是一个"手工匠";唯有把美学设计通过手术完美呈现出来,才是艺术家!经医生之手塑造的美应是和谐的、自然的、平衡的,这两大技术所带来的效果及品质是可以经受得起医学的检验、艺术的检验、客人的检验、时间的检验的,正因为如此,它所带来的美才会让人感觉如同造物主赐予般完美。

学无止境,出神入化的自体活细胞面部艺术精雕

20世纪80年代以来,许多学者都进行了脂肪移植的组织形态学变化的研究。为了提高移植后脂肪细胞的成活率,杜建龙远赴日韩、欧美等整形行业发达的地区,投师名门,日夜钻研,将移植的细胞由40%的成活率提高到80%以上。

在杜建龙的塑颜理念里,每一副面孔都是独一无二的艺术品。他把美学、艺术学、面相学、外科学严密结合,"效果完美,独一无二"是杜建龙对脂肪提取移植的深刻理解。"艺术+医术"是求美者给予他的充分肯定,也是他在脂肪填充领域遥遥领先的优势。"定位、定层、定向、定力、定速、定角、定度、定量"的八大定律是他在手术中严格执行并自我研磨

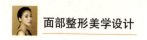

出的手术方式。

行走的思想者——西藏，纯洁神圣的生命之旅，勇者永无止步

西藏——对于向往者，它是最神秘的天堂！对于过往者，它是最永恒的记忆！对于寻梦者，它是最遥远的梦境！对于朝圣者，它是最圣洁的净土！对于行走者，它是一个温暖而苍凉的手势！

2014年8月24日，杜建龙受邀做客河北交通之声，他在节目中畅谈其在西藏旅行中的各种人生体验。从2014年7月14日起，他告别城市，背上行囊，开始西藏圣地的生命之旅，至8月1日回到保定，整个旅程共计19天。杜建龙说，"这次自驾游西藏，对于我来说是一次心灵的长途跋涉，一份记忆中珍藏的遗产，一笔宝贵的精神财富。"

足球，运动美学，狼之团队

杜建龙爱踢球，每周两赛必不可少。他认为，踢球也是一种哲学，一场酣畅淋漓的足球赛即是一个浓缩的人生。"悲伤的人，不配拥有灵魂。你或许会说我夸大其词，但我说的东西不仅仅是足球。它和音乐、诗歌、美学，以及艺术、希望和胆量有关。就像我喜欢的阿森纳对足球之美不掺杂质的追求，本身已经成为了一种美。"

每次杜建龙在球场上神采飞扬，让人不禁感叹这个青年男子内心所蕴藏的巨大能量和对生活的热情和投入。这也体现出蓝山所有员工在杜建龙的带领下狼一样的团队精神，分工明细，协作严谨，永不妥协。

天下大事，必作于细

天下大事，必作于细——这是工作中杜建龙对员工说得最多的话。从求美者踏进医院伊始，从开门迎接、温馨问候、竭诚咨询、术前设计、全程护理到术后回访,杜建龙都要求员工做到尽善尽美,从头至尾都要让求美者感受到一种宾至如归的温暖。

对于每个医案,杜建龙都是亲自在术前对求美者的五官特征、身材比例、健康状况、脾气性格仔细进行分析、研究,然后再通过计算机数字化模拟,使整形最终能够呈现出最佳效果。

上善若水,大爱无疆

美,最终是人性的升华。杜建龙凭借内外兼修的医学美学修养,用自己无私的爱心将每一位求美者的内在美和外在美和谐地融合到一起,在给许多求美者创造美丽的同时,他也不忘把悲天悯人的大爱情怀散播到需要救助的特殊人群中。他曾多次远赴新疆、西藏,为一些因面部有缺陷而无法正常生活的孩子实行整形再造、缺陷矫正等义务救助活动,这深刻展现了杜建龙"扶贫济弱"的人文主义情怀。

咖啡人生

在工作之余,杜建龙喜欢研磨咖啡,蓝山咖啡是他的最爱,医院也因此而得名。蓝山咖啡是世界上种植条件最优越的咖啡之一,真正的蓝山咖啡是由当地最好的生咖啡豆制成的,这也正是品尝家的乐趣之所在。它的风味浓郁、均衡、富有水果味和酸味,除此之外,优质新鲜的蓝山咖啡风味特别持久,就像杜建龙所说的那样——"品位蓝山,回味无穷。喝一杯不加糖的咖啡,细品其中的苦味,入舌即化,滋润五脏六腑,到最后余存舌尖的却是淡淡的甜,如同领略打拼事业中的酸甜苦辣一样,让人醍醐灌顶,肃然起敬。"

参考文献

[1] Geoffrey J. Gladstone, Frank A. Nesi, Evan H. Black. 眼整形美容手术图谱[M]. 薛红宇, 贾立, 译. 上海: 上海科学技术出版社, 2019.

[2] Hans Behrbohm. 鼻整形修复与重建: 手术操作及实例演示[M]. 何栋良, 译. 沈阳: 辽宁科学技术出版社, 2019.

[3] Christopher J. Haggerty, Robert M. Laughlin. 口腔颌面外科手术图解[M]. 彭利伟, 译. 郑州: 河南科学技术出版社, 2018.

[4] Alina Fratila, Alina Zubcov-Iwantscheff, William P. Coleman. 眼睑与眶周整形美容手术图解[M]. 张诚, 韩雪峰, 田怡, 译. 北京: 北京大学医学出版社, 2018.

[5] 金熙真, 徐丘一, 李洪基, 金智洙. 微整形注射解剖学[M]. 王琳琳, 曹思佳, 王勇, 译. 沈阳: 辽宁科学技术出版社, 2018.

[6] 孙家明, 王晓军. 整形美容外科手术要点难点及对策[M]. 北京: 龙门书局, 2018.

[7] 韩啸. 整形美容与当代艺术[M]. 北京: 中国商业出版社, 2018

[8] 乔斯·玛丽亚·塞拉·雷努, 乔斯·玛丽亚·塞拉·梅斯特. 微创面部整容手术图谱[M]. 程飚, 李圣利, 译. 上海: 上海科学技术出版社, 2017.

[9] 余健民. 面颈部美容外科手术彩色图谱 [M]. 沈阳：辽宁科学技术出版社，2017.

[10] 刘毅，栾杰. 自体脂肪移植新技术 [M]. 北京：清华大学出版社，2017

[11] Joel E. Pessa，Rod J. Rohrich，Amanda Yarberry Behr. 面部临床外形解剖学：望浅表标志知深面结构 [M]. 朱国章，罗盛康，译. 北京：人民卫生出版社，2016.

[12] Farzad R. Nahai，Foad Nahai. 面部年轻化微创手术 [M]. 赵小忠，译. 北京：北京大学医学出版社，2016.

[13] Richard J. Warren. 麦卡锡整形外科学：美容 [M]. 卷2. 范巨峰，宋建星，译. 北京：人民卫生出版社，2015.

[14] Mauricio de Maio，Berthold Rzany. 注射充填美容医学 [M]. 王晓军，译. 北京：北京大学医学出版社，2015.

[15] 徐万群. 亚洲人鼻整形术 [M]. 赵广文，译. 北京：北京大学医学出版社，2015.

[16] 艾玉峰，王志军，王炜. 面部年轻化美容外科学 [M]. 杭州：浙江科学技术出版社，2015.

[17] 查旭山. 面部年轻化的综合设计与治理 [M]. 北京：北京大学医学出版社，2015.

[18] Sherrell J.Aston，Douglas S. Steinbrech，Jennifer L. Walden. 美容整形外科学 [M]. 李健宁，代金荣，仇侃敏，译. 北京：北京大学医学出版社，2012.

[19] David J. Goldberg. 面部美容技术 [M]. 孙家明，杨艳清，译. 北京：人民卫生出版社，2011.

[20] 曹志明，秦志华，孙颖莎，王珂. 医学美学与美容外科设计 [M].

北京：清华大学出版社，2011.

[21] 徐国成，韩秋生，王志军，肖斐.美容外科解剖图谱[M].沈阳：辽宁科学技术出版社，2011.

[22] Jung I Park.东亚人面部美容手术[M].李航，刘立强，译.北京：北京大学医学出版社，2009.

[23] Jack P.Gunter，Rod J.Rohrich，William P.Adams.Jr.达拉斯鼻整形术：大师的杰作：上卷[M].李战强，牛永敢，译.2版.北京：人民卫生出版社，2009.

[24] Jack P.Gunter，Rod J.Rohrich，William P.Adams.Jr.达拉斯鼻整形术：大师的杰作：下卷[M].李战强，牛永敢，译.2版.北京：人民卫生出版社，2009.

[25] Elliontt H.Rose.面部美容修复[M].王钺，译.天津：天津科技翻译出版公司，2008.

后 记

历经数年，本书终于截稿。审稿期间适逢疫情，难得在家中休养两月余，画了数十幅明星肖像，因肖像版权原因不能与大家分享，甚是遗憾。我个人一直认为，目前效果最好的手术是面部年轻化和鼻整形，有些面部手术完成以后真的可以达到年轻十几岁的效果。疫情期间我也再次做了总结，并完成了部分手绘内容，期待早日与大家相见。我下一本书的内容主要关注点是既要漂亮又要年轻。摘取部分内容以预告：①为什么有些人整形后看起来奇怪？臃肿？不自然？如何打造高级脸？②为什么做完线雕以后脸会变宽，会有表情僵硬？③为什么鼻唇沟注射完以后有些人反而会加重？④为什么去完眼袋后眼睛反而更憔悴？⑤如何彻底解决口角两侧肥大下垂？⑥双下巴为什么会显老？如何解决？